Mirjam Rögner-Schneider

Entspannt durch den Herbst

Fantasievolle Entspannungsübungen für Kinder: Autogenes Training, Progressive Muskelentspannung, Massagen und Meditationen

Illustrationen: Marc Robitzky

Ökotopia Verlag, Münster

Impressum

Autorin: Mirjam Rögner-Schneider
Lektorin: text.[Marke] Katja Müllenmeister, Hamburg
Illustrationen: Marc Robitzky
Satz: Hain-Team, Bad Zwischenahn
ISBN: 978-3-86702-160-9

2. Auflage 2012

Weitere Bücher aus der jahreszeitlichen Entspannungsreihe der Autorin Mirjam Rögner-Schneider:

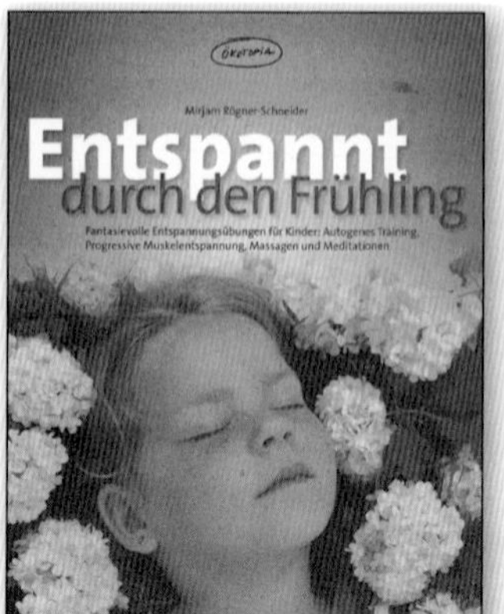

ISBN 978-3-86702-145-6

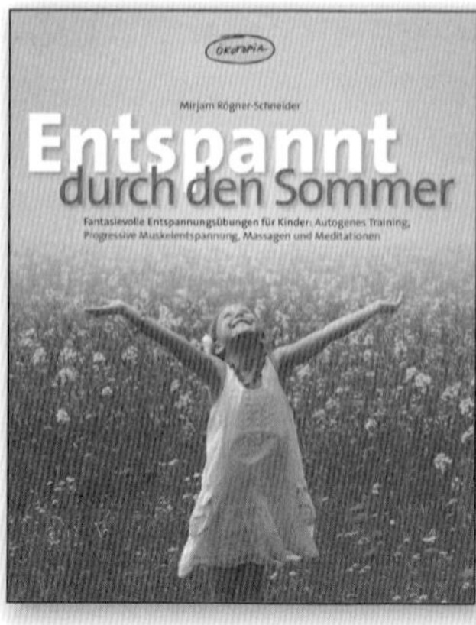

ISBN 978-3-86702-146-3

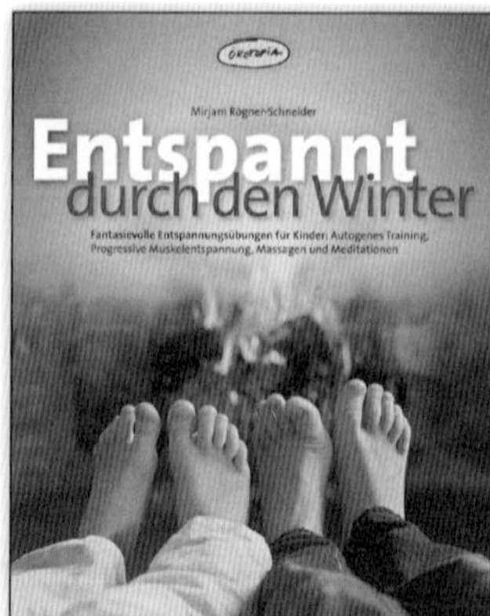

ISBN 978-3-86702-161-6

Inhalt

Entspannung – mit Gelassenheit zu mehr Lebensfreude

„Gott schenke mir die Gelassenheit, Dinge hinzunehmen, die ich nicht ändern kann. Er schenke mir den Mut, Dinge zu ändern, die in meiner Macht stehen, und die Klugheit, beides voneinander zu unterscheiden."

(Reinhold Niebuhr)

Gelassenheit ist eine wesentliche Voraussetzung, um mit den vielfältigen Anforderungen des Lebens entspannt umgehen zu können. Dies gilt sowohl für Erwachsene als auch für Kinder.
Es gibt Gegebenheiten, die kann man nicht ändern: z. B. eine besonders lärmende Baustelle neben dem Gruppenraum für Entspannungsstunden oder ein Kind, das besonders zappelig und aufgedreht ist und sich absolut nicht an der Stunde beteiligen will. Hier ist Gelassenheit vonseiten der Spielleitung erforderlich und ein verständnisvolles, aber bestimmtes Auftreten gefragt.

Auch Kinder werden mit Situationen konfrontiert, die sie überraschen oder verunsichern. Sie sollten daher frühzeitig lernen, so gelassen wie möglich auf diese zu reagieren. Entspannungsübungen können ihnen dabei helfen. Das Buch gibt konkrete Anleitungen zu fantasievollen Entspannungsübungen mit Kindern (Autogenes Training, Progressive Muskelentspannung, Massagen und Meditationen), eingebettet in kindgerechte, jahreszeitliche Geschichten. Passende Bastelarbeiten, Spiele oder Rezepte runden das Angebot ab und dienen als witzige Beilage, um die Geschichten zu vertiefen. Der thematische Schwerpunkt dieses Bandes liegt auf Entspannungsübungen rund um den Herbst.

Dem Buch liegt ein Stundenkonzept zugrunde: Jedes Kapitel enthält Anregungen für komplette Entspannungsstunden, die aufeinander abgestimmt sind. Es ist aber nicht nötig, jedes Mal das gesamt Stundenkonzept „durchzuarbeiten". Nach Wunsch können nur einzelne Elemente zum Einsatz kommen. Alle Übungen und Anregungen sind ohne viel Aufwand durchzuführen. In vielen Stunden werden die Kinder durch eine „Hauptperson" (z. B. Greta, die Herbstmaus) durch das Kapitel begleitet.

Die Kinder nehmen mit Begeisterung an den Entspannungsübungen teil und lernen gelassener mit den verschiedenen Situationen des Alltags umzugehen. Viel Spaß bei der Umsetzung mit den Kindern!

Die Autorin

Wissenswertes über Entspannung

Viele Entspannungsmethoden sind sehr lernintensiv, allen voran das Autogene Training, was bei Kindern oftmals ein Problem darstellt – die Einbettung im Buch in fantasievolle Geschichten erleichtert den Kindern, sich zu entspannen. Hierbei dürfen aber nicht zu hohe Ansprüche an die Kinder gestellt werden. Es ist viel Geduld erforderlich. Kinder entspannen anders als Erwachsene. Sie liegen selten still und sie wollen schon gar nicht immer die Augen schließen. Das ist vollkommen in Ordnung. Wenn das Kind mit offenen Augen entspannen will, warum nicht? Eine Kerze auf einem bunten Tuch, ein paar zur Geschichte passende Gegenstände dekorieren, das schafft eine stimmungsvolle Atmosphäre. So können die Kinder während der Geschichte ruhig in die Flamme der Kerze schauen und die Gegenstände betrachten. Nun lauschen sie entspannt und ohne Druck der Geschichte.

Während das Autogene Training zwischen verschiedenen Komponenten (Wärme, Schwere etc.) wechselt, wird in der Progressiven Muskelentspannung immer auf denselben Ablauf zurückgegriffen, da Wiederholungen sich bei Kindern leichter einprägen und Abläufe so leichter abgerufen werden können. Der Schwerpunkt der Meditation hingegen liegt vor allem auf Konzentration, Schärfung der Sinne und Ruhe. Im nachfolgenden Erklärungsteil wird genauer auf die einzelnen Methoden eingegangen.

Wichtig für alle Entspannungstechniken ist eine ruhige und angenehme Atmosphäre.

Autogenes Training (AT)

AT wurde in den 20er Jahren in Berlin von dem Neurologen und Psychiater Johannes Heinrich Schultz auf der Grundlage der Selbsthypnoseuntersuchung entwickelt. Er fand heraus, dass Patienten nach hypnotherapeutischen Sitzungen in der Lage waren, bestimmte Körperfunktionen und -empfindungen, die normalerweise nicht willentlich steuerbar sind, autosuggestiv zu beeinflussen. Das heißt, dass man allein durch Konzentration bestimmte Körperabläufe (Blutkreislauf, Herzschlag etc.) steuern kann, die normalerweise automatisch ohne Steuerung von außen ablaufen. Auf dieser Erkenntnis baut das AT auf.

Autogenes Training kann, in Geschichten verpackt, mit Kindern ab 3 Jahren durchgeführt werden. Natürlich werden sie sich nicht so gut konzentrieren können wie ein älteres Kind. Wichtig ist, dass es den Kindern gefällt und sie eine positive Grundeinstellung gegenüber Entspannung bekommen.

Um den Kindern die Formeln des AT näherzubringen, werden vor den jeweiligen Geschichten die darin enthaltenen Formeln angesprochen. Folgende Erklärungen sind dabei sehr hilfreich und machen den Kindern verständlich, dass sie die Geschichten „nachfühlen" müssen, um ein Entspannungsgefühl zu erreichen.

Elemente des AT

Ruheformel: *„Ich bin vollkommen ruhig …"* (Symbol: Spiegel oder Teelicht)
Für Kinder: *„Stell dir vor, wie alles um dich herum ganz ruhig wird. Kein Geräusch ist zu hören. Du entspannst dich und stellst dir vor, dass dich nichts mehr stören kann."*

Schwereformel: *„Alles an mir ist ganz schwer …"* (Symbol: Stein)
Für Kinder: *„Sicher kennst du das Gefühl, wenn du lange gelaufen bist. Deine Beine sind danach ganz schwer. Oder du hast über eine weite Strecke deine Schultasche geschleppt. Deine Arme fühlen sich richtig schwer an. Stell dir einfach bei dieser Übung etwas ganz Schweres vor, wie z. B. einen Stein."*

Wärmeformel: *„Mir wird wohlig warm …"* (Symbol: Sonne oder gelbes Tuch)
Für Kinder: *„Bestimmt kennst du das Gefühl, wenn im Sommer die Sonne vom Himmel scheint. Die Sonnenstrahlen wärmen deinen Körper. Oder du stellst dir ein großes Lagerfeuer vor, mit lustig flackernden Flammen."*

Atemformel: *„Der Atem geht ruhig und gleichmäßig …"* (Symbol: Feder oder blaues Tuch)
Für Kinder: *„Vielleicht warst du schon einmal am Meer. Stell dir das ruhige und gleichmäßige Schlagen der Wellen vor, wie sie an den Strand heranrollen. Wenn dir das schwer fällt, stell dir einfach den Wind vor, wie er ruhig und gleichmäßig weht, durch das Gras einer Sommerwiese bläst und die Halme sich sanft biegen. Genau so ruhig atmest du ein und aus."*

Herzformel: *„Das Herz schlägt ruhig und gleichmäßig …"* (Symbol: rotes Herz oder Tuch)
Wird in diesem Buch nicht angewandt, da nicht kindgerecht.

Sonnengeflecht: *„Der Bauch wird wohlig warm …"* (Symbol: gelbe Kugel oder Deko-Stein)
Für Kinder: *„Bestimmt hast du schon einmal heißen Tee getrunken oder eine Wärmflasche auf deinen Bauch gelegt. Hier liegt dein Sonnengeflecht. Stelle dir vor, wie der warme Tee nach unten in deinen Bauch fließt."*

Kopfformel: *„Die Stirn wird angenehm kühl …"* (Symbol: Wasserschälchen)
Wird in diesem Buch nicht angewandt.

In den Geschichten werden die Elemente Ruhe, Schwere, Wärme, Atem und Sonnengeflecht angewandt. Sie sind für Kinder gut nachvollziehbar. Bei der Herzformel kommt es vor, dass Kinder über das eigene Herzgeräusch erschrecken, deswegen wird dieses Element weggelassen. Im Entspannungszustand schlägt das Herz automatisch ruhig und gleichmäßig.

Während der Geschichten sollte im Hintergrund leise Entspannungsmusik laufen.

Bevor die AT-Geschichte vorgelesen wird, ist es wichtig, den Kindern eine kurze Information über die Geschichte zu geben.

Beispiel: AT-Geschichte „Greta, die Herbstmaus"

Spielleitung: *„Unsere heutige Entspannungsgeschichte handelt von einer kleinen Herbstmaus, die gerne mit bunten Blättern tanzt. Hier habe ich euch ein paar bunte Blätter mitgebracht, damit ihr es euch besser vorstellen könnt. In der Geschichte kommen die Elemente Ruhe, Schwere und Wärme vor. Während ich die Geschichte vorlese, schlüpft ihr in die Rolle der kleinen Herbstmaus und spürt, wie ruhig es im Wald ist, wie leicht es sich anfühlt, mit den Blättern zu schweben, wie schwer danach die Arme sind und wie warm es im kuschelweichen Moos ist. Danach unterhalten wir uns noch ein wenig."*

Nach der Entspannungsphase folgt die **Rücknahme.** Sie ist von großer Bedeutung. Die Kinder müssen sich richtig recken und strecken. Erfolgt keine ausreichende Rücknahme, bleibt ein leichtes Trancegefühl zurück, da der Kreislauf nicht richtig in Schwung kommt. Dies gilt übrigens bei allen Entspannungsmethoden. Das Herunterzählen von 3 bis 0 dient zum besseren Einprägen der einzelnen Schritte.

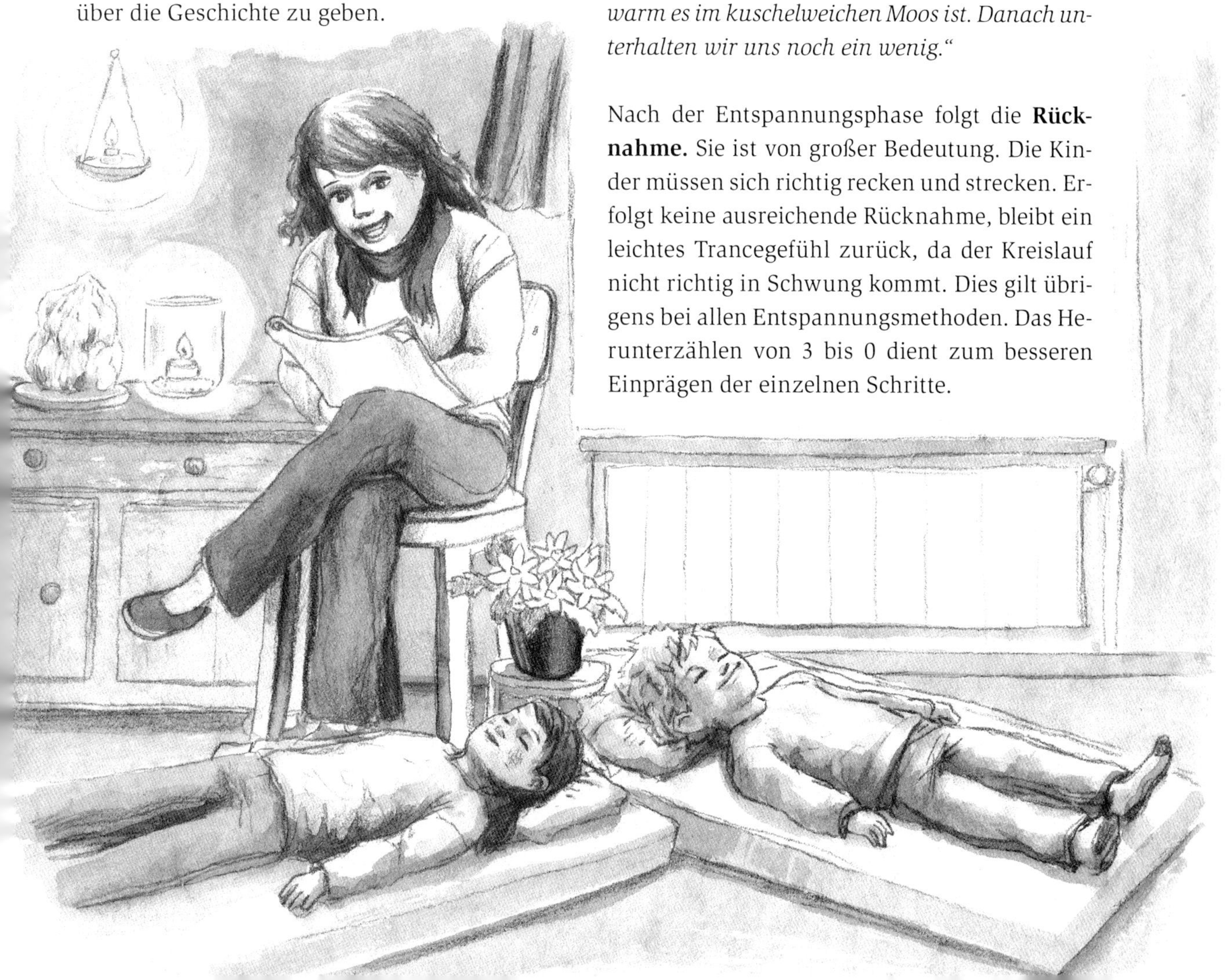

Progressive Muskelentspannung (PME)

PME wurde von dem schwedischen Arzt Edmund Jacobson, der zu Beginn des 19. Jahrhunderts in die USA emigrierte, an der Harvard Universität entwickelt und gelehrt. Jacobson erkannte, dass durch das Anspannen und abrupte Lösen einzelner Muskelgruppen nachweislich eine verbesserte Entspannung – sowohl psychisch als auch physisch – erreicht werden kann.

PME ist auch für Kinder eine leicht erlernbare Entspannungsmethode und kommt dem natürlichen Bewegungsdrang der Kinder entgegen. Für Kinder ist es dabei leichter, wenn die PME in eine Geschichte verpackt ist. Das macht sie anschaulicher und gleichzeitig auch spannender. So wird es nicht eintönig und die Bewegungsabläufe prägen sich leichter ein. Den Kindern wird vor der Übung der genaue Ablauf gezeigt, damit sie später der Geschichte besser folgen können und sichergestellt ist, dass sie die einzelnen Schritte verstanden haben.

Progressive Muskelentspannung lässt sich erst mit Kindern ab 4 Jahren, besser älter, durchführen. Dennoch kann es in Einzelfällen oder bei guter Vorbereitung möglich sein, dass auch 3-jährige bereits die Abläufe lernen. Allerdings wird das in Gruppen schwer zu realisieren sein. Eine Möglichkeit ist es, zuerst mit den „Großen" zu üben, und die dürfen dann den „Kleinen" vorführen, was sie gelernt haben. Kinder lernen vor allem mit den Augen.

Bei der PME liegen die Kinder auf dem Rücken, die Hände neben dem Körper. Beim ersten Mal wird es etwas schwierig werden, da die Kinder zuerst den Bewegungsablauf umsetzen müssen. Aber bereits nach drei- oder viermaliger Übung fällt es ihnen leicht, selbst auf die Übungen zurückzugreifen, da sich der Ablauf immer wiederholt. Die Kinder brauchen genügend Zeit, um den Übungen nachzuspüren. Sie sollen ihre Arme, das Gesicht, den Rücken, den Bauch, den Po und die Beine spüren. Also immer genügend Zeit zwischen den einzelnen Komponenten lassen. Die Pausen werden im Buch angezeigt. Auch hier gilt: ob Augen offen oder geschlossen, völlig egal.

Als Kurzübung der PME dient oftmals die „Ganzkörperanspannung". Vor allem vor Klassenarbeiten, Wettkämpfen oder sonstigen öffentlichen Auftritten hilft es, einmal kurz den ganzen Körper anzuspannen und wieder zu lösen. Schon fällt ein Großteil der Anspannung ab, die Muskeln werden lockerer und entspannter. Bei regelmäßiger Übung der PME merken die Kinder bald selbst, welche Muskelgruppe verspannt ist, und können sie gezielt lockern.

Rohfassung PME

1. Schritt Arme: Es werden entweder beide Arme gleichzeitig oder einer nach dem anderen angespannt. Die Hände werden zu Fäusten geballt, der Unterarm angewinkelt und der Oberarm auf die Unterlage gedrückt.

2. Schritt Gesicht: Darauf achten, dass niemand die Zähne zusammenbeißt!
Alle Muskeln im Gesicht werden angespannt. Die Nase rümpfen, die Augenbrauen zusammenziehen, die Lippen aufeinanderpressen und die Stirn runzeln. Hier hilft es meist, sich vorzustellen, man beißt in eine saftige, saure Zitrone. Auch eine gute Möglichkeit, um zu verhindern, dass die Kinder die Zähne zusammenbeißen ist, sie die Zunge herausstrecken zu lassen.

3. Schritt Schultern, Bauch und Po: Die Schultern werden nach unten auf die Unterlage gedrückt, der Bauchnabel eingezogen (Bauch anspannen) und die Pobacken fest zusammengepresst.

4. Schritt Beine: Es werden entweder beide Beine gleichzeitig angespannt oder eines nach dem anderen. Die Zehen zur Nasenspitze ziehen und das gestreckte Bein auf den Boden drücken.

5. Schritt ganzer Körper: Das große Finale!
Alles gleichzeitig anspannen, die Arme, das Gesicht, Schultern, Bauch, Po und Beine.

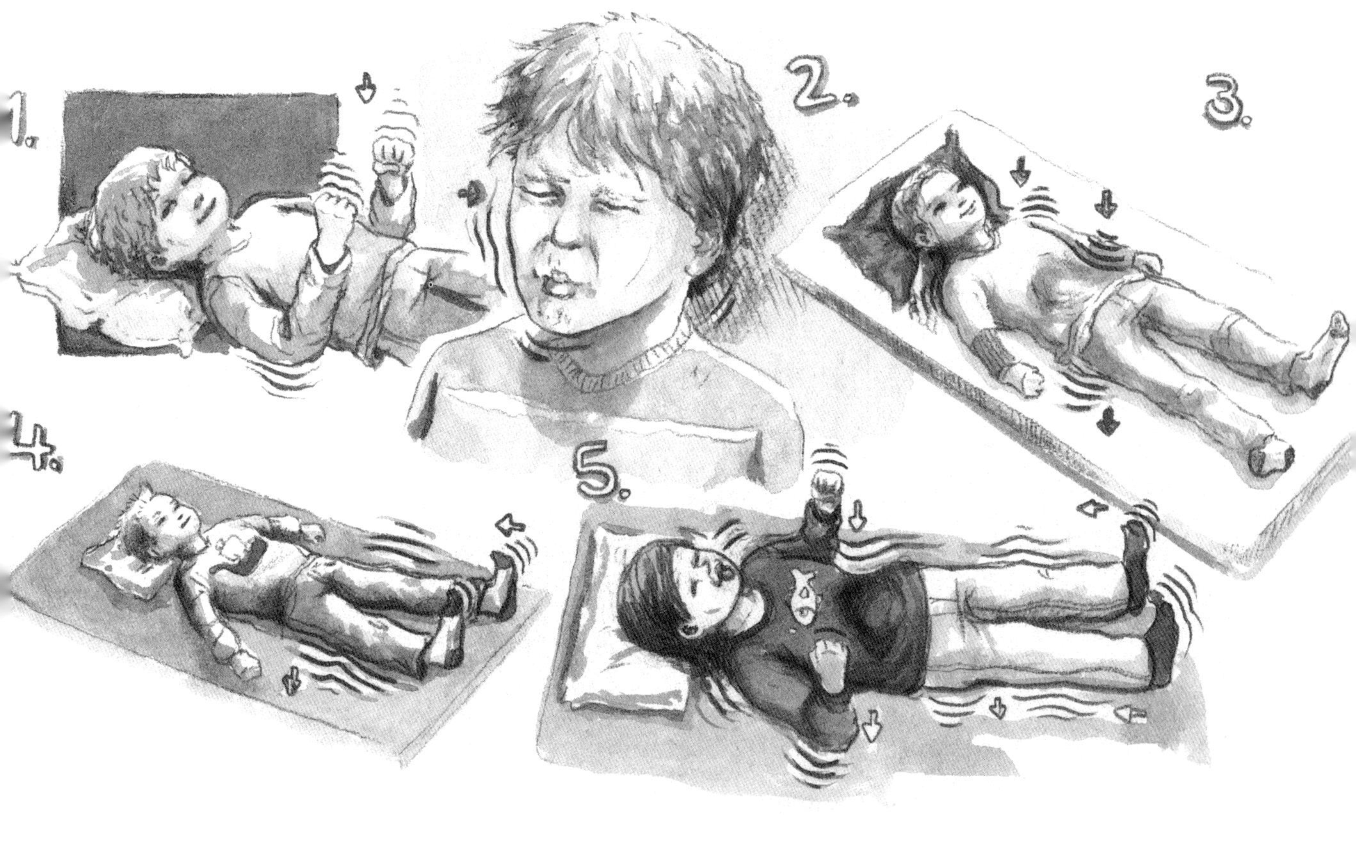

Tipps

- Bevor mit den Kindern die erste PME durchgeführt wird, sollte die Spielleitung es selbst ausprobieren. Nur so kann sie die Übungen auch gut erklären.
- Bevor mit den Kindern das erste Mal eine PME durchgeführt wird, ist es sinnvoll, die Rohfassung mit ihnen durchzusprechen und diese auch vorzuführen. So erhalten sie einen Einblick in die Bewegungsabläufe und die Umsetzung fällt ihnen leichter.
- Es sollte darauf geachtet werden, dass die Kinder wirklich erst bei dem Wort „*Jetzt*" anspannen. Es kann danach leise oder laut bis 5 gezählt werden, bevor die Kinder loslassen und sich entspannen.
- Die Kinder sollten zudem nicht zu fest anspannen. Viele Kinder neigen dazu, ihre Kräfte hier zu überschätzen.
- Das stetige Wiederholen der Übungen hilft, um die Abläufe zu automatisieren. Nicht aus der Ruhe bringen lassen, wenn es beim ersten Mal nicht so perfekt klappt. Hauptsache, es macht den Kindern Spaß!

Meditation

Meditation bedeutet, sich ganz auf das Hier und Jetzt zu konzentrieren. Sie trägt dazu bei, ein Gleichgewicht zwischen rechter und linker Gehirnhälfte zu schaffen. Meditieren hilft somit dabei, „loszulassen" und „geschehen zu lassen". Menschen aus allen großen Religionen wie Buddhismus, Islam, Hinduismus und Christentum meditieren seit Jahrhunderten, um innere Harmonie und spirituelle Erleuchtung zu finden. Schon früher war bekannt, durch Meditation wird das Selbstwertgefühl gehoben und die Konzentrationsfähigkeit gesteigert. Klinische Studien beweisen, dass durch Meditation verschiedene Krankheiten positiv beeinflusst werden können (z. B. Migräne, Angstzustände, Schlafstörungen …).

Es gibt viele verschiedene Arten der Meditation: Atemmeditation, Astralreise, Mantrameditation, Affirmationsmeditation, Meditation im Gehen und Stehen, Lautmeditation, Tanzmeditation, Spiegelmeditation, Naturmeditation, Zenmeditation, Lichtmeditation u. v. m.

Für dieses Buch wurden kindgerechte Meditationen zum Fühlen, Schmecken, Riechen oder Sehen ausgewählt, die dem Entwicklungsstand und den Interessen der Kinder entsprechen.

Meditationen werden bereits mit Kindern ab 3 Jahren durchgeführt. Hier ist es wichtig, keine zu hohen Ansprüche zu stellen. Beim Schließen der Augen wird meist geschummelt und beim Fühlen sind Kinder in diesem Alter noch etwas unbeholfen. Aber genau deswegen sind diese Übungen so wichtig.

Partnermassagen

Streicheleinheiten und Zärtlichkeiten gehören zum Grundbedürfnis eines jeden Menschen – also auch eines jeden Kindes – sie sind Vitamine für die Seele und den Körper. Durch Massage entsteht eine tiefe Entspannung beim Kind, sie beruhigt die Nerven und verbessert so die Lebensqualität. Das steigert das Selbstwertgefühl und führt dazu, dass negative Gedanken ihre Bedeutung verlieren.

Allerdings sollten diese massagebedingten Berührungen nur mit Zustimmung des Kindes stattfinden. Es gilt: Massagen nur mit Erlaubnis! Jeder darf über seinen Körper bestimmen und hat das Recht, „nein“ zu sagen.

Bei Massagen handelt es sich um sanfte, gleichmäßige und fließende Bewegungen. In der Regel lieben Kinder diese Berührungen. Allerdings gibt es auch immer wieder Kinder, die am Anfang nicht dafür zu begeistern sind. Hier kann ein kleiner Trick angewendet werden. Das Kind führt die Massage z. B. an einem Kuscheltier durch. So bekommt es ein Gefühl für die Berührungen und verliert die Scheu vor dem „Unbekannten“.

Massagen vermitteln Kindern zudem Nähe, Geborgenheit und ein körperliches Wohlgefühl. Das ist gerade in der heutigen Zeit sehr wichtig. Bei Partnermassagen lernen die Kinder, aufeinander Rücksicht zu nehmen, aber auch gleichzeitig Vertrauen zueinander zu fassen und Berührungsängste zu verlieren. Denn schließlich muss schon ein bestimmtes Vertrauensverhältnis bestehen, um sich von einem anderen Kind massieren zu lassen. Oftmals gibt es Kinder, die in ihren Bewegungen noch sehr unbeholfen sind und ungewollt zu fest zudrücken. Gerade für diese Kinder bieten sich Massagen an, um ein Defizit in der Motorik auszugleichen. Hierdurch lernen sie, die eigene Kraft besser einschätzen zu können. Zusätzlich wird das Zusammenspiel zwischen Hören, Verarbeiten und Anwenden gefördert. Wichtig ist, dass die Kinder sowohl massieren als auch selbst massiert werden, um ein Gespür für die Bewegungen zu entwickeln.

In der Regel liegt ein Kind beim Massieren mit dem Bauch auf dem Boden, die Arme liegen locker neben dem Körper. Alternativ sitzt es vor dem Kind, das massieren soll, und streckt ihm den Rücken zu. Schuhe werden ausgezogen, Socken dürfen anbehalten werden!

Körperfühlübungen

Im Buch sind auch einige Körperfühlübungen (Eutonie) enthalten. Sie dienen dazu, dem Kind den eigenen Körper näherzubringen, ihn nicht als etwas Alltägliches zu sehen. Hier wird dem Kind bewusst gemacht, wie sich die einzelnen Körperteile anfühlen, was für Bewegungsabläufe im Körper vor sich gehen.

Körperfühlübungen sind für alle Kinder wichtig. Die jeweiligen Altersangaben zu den Übungen werden direkt vor der Übung angegeben, wobei der Einzelfall entscheidend ist.

Vorbereitung und Durchführung einer Gruppenstunde

Eine **Gruppenstunde** dauert **ca. 45 Minuten.** Wenn gekocht wird, dauert es meist etwas länger. Insgesamt sollte eine **Gruppe dabei aus nicht mehr als 8 Kindern** bestehen, eine **altersgemischte Zusammensetzung** ist möglich. Die Überleitungen zwischen den Übungen sind im Buch beschrieben. Immer ein Kapitel im Buch bildet eine Gruppenstunde.

Vor der Stunde ist sicherzustellen, dass alle benötigten **Materialien** vorhanden sind. Jedes Kind sollte eine weiche Matte haben, auf der es liegen kann. Noch besser ist eine zusätzliche Decke zum Zudecken. Während des Autogenen Trainings, der Progressiven Muskelentspannung und Meditationen ist es schön, wenn im Hintergrund leise Entspannungsmusik läuft. Grundsätzlich ist dies aber kein Muss!

Da gerade bei Kleingruppen die Kinder meist im Kreis liegen, kann hier die **Mitte des Kreises entsprechend der Geschichte dekoriert werden.** Es bieten sich eine Kerze, verschiedenfarbige Tücher und anderes Dekorationsmaterial (z. B. einige bunte Herbstblätter oder ein roter Apfel aus frischer Ernte) an.

Zu Beginn der Gruppenstunde setzen sich alle Kinder gemeinsam mit der Spielleitung in einem Kreis um die dekorierte Mitte. Zuerst haben die Kinder die Möglichkeit, etwas zu erzählen, was sie beschäftigt. Danach fällt es ihnen leichter, ruhig zu liegen. Im Anschluss an die **Gesprächsrunde** wird kurz erklärt, welches **Gruppenstundenthema** heute an der Reihe ist (z. B. *„Die heutige Gruppenstunde handelt von bunten Herbstblättern. Im Herbst wirft der Baum seine Blätter ab, weil …“*).

Der Anfang einer Gruppenstunde kann folgendermaßen ablaufen:
Spielleitung: *„Hat jemand etwas, dass er noch erzählen möchte, bevor wir mit der Gruppenstunde beginnen?“* Mehrere Kinder werden sich melden.
Spielleitung: *„Ich habe hier einen Stein (oder etwas anderes). Nur das Kind mit dem Stein in der Hand erzählt. Alle anderen sind so lange still.“* Ein Kind erhält den Stein.
Spielleitung: *„Du darfst nun zwei Minuten erzählen, danach erhält ein anderes Kind den Stein. Jeder ist nur einmal an der Reihe.“* So wandert der Stein von Hand zu Hand und jeder erzählt. Das hat den Vorteil, dass die Kinder danach ruhiger sind und sich besser konzentrieren. Gleichzeitig lernen sie, Rücksicht zu nehmen und zuzuhören.

Auch ein **Anfangsritual** wie z. B. *„Wir sind jetzt still, der Mund ist zu“* (Hand über den Mund legen), *„Die Ohren sperren wir weit auf“* (Hände hinter die Ohren legen), *„Zappelnde Arme und Beine liegen jetzt still auf dem Boden“* (Mit Armen und Beinen kurz zappeln) kann sinnvoll sein. Jetzt legen sich die Kinder hin.

Tipps für die Durchführung

- Die Texte werden mit ruhiger Stimme langsam vorgelesen. Bitte nicht schnell oder hektisch werden. Die Kinder merken dies sofort.
- Es sollte eine stimmungsvolle Umgebung geschaffen werden (kein Fernseher, Handy, Radio etc.). Da die Geschichten auch als Einschlafhilfe dienen, bietet es sich an, die Kinder gleich auf die jeweilige Schlafunterlage zu legen (z. B. Bett oder Matratzen, Iso-Matten).
- Die Kinder brauchen Zeit, um sich eine bequeme Position zu suchen, und sie werden nicht die ganze Zeit still liegen. Hier braucht es viel Geduld.
- Nicht jedes Kind ist gleich weit in seiner Entwicklung. Die Altersangaben im Buch können nur eine grobe Richtlinie sein.
- Nicht alle Übungen klappen sofort. Jüngere Kinder brauchen manchmal länger, um die Übungsabläufe zu verinnerlichen.
- Bei den Massagen gilt grundsätzlich: keine ruckartigen Bewegungen. Alles ist fließend! Und auch hier den Kindern viel Zeit zum Spüren lassen.

Am **Ende der Entspannungsstunde** ist es gut, mit den Kindern über die Inhalte der nächsten Stunde zu sprechen, damit sie sich bereits darüber informieren können (z. B. *„Die nächste Entspannungsstunde handelt von der Apfelernte. Fragt zu Hause eure Eltern und Geschwister, was sie über Äpfel wissen. Vielleicht habt ihr auch ein Buch über Obst, in dem ihr nachschauen könnt. Und wenn wir nächste Woche die Entspannungsstunde halten, darf jeder, der möchte, zwei Minuten über Äpfel erzählen oder welche herumzeigen.“*).

Oftmals kommen Kinder während der Gruppenstunde mit neuen Ideen zu dem jeweiligen Thema. Hier gilt es, offen für Neues und flexibel zu sein. Vielleicht ist es möglich, die Ideen mit in die Gruppenstunde einzubinden. Kindern gibt es viel Selbstbewusstsein, wenn ihre Ideen ernst genommen und auch realisiert werden.

Halloween – Das kleine Gespenst

Halloween ist in Amerika ein großes Ereignis und wird überall gefeiert. Auch bei uns findet es immer mehr Anklang. Bei Anbruch der Dunkelheit ziehen kleine, schaurig verkleidete Gestalten von Haus zu Haus und betteln um Süßigkeiten.

Im Autogenen Training lernen die Kinder das kleine Gespenst kennen, entspannen gemeinsam mit den Gespenstern zur Geisterstunde ihre Muskeln und genießen eine schaurig schöne Gespenstermassage.

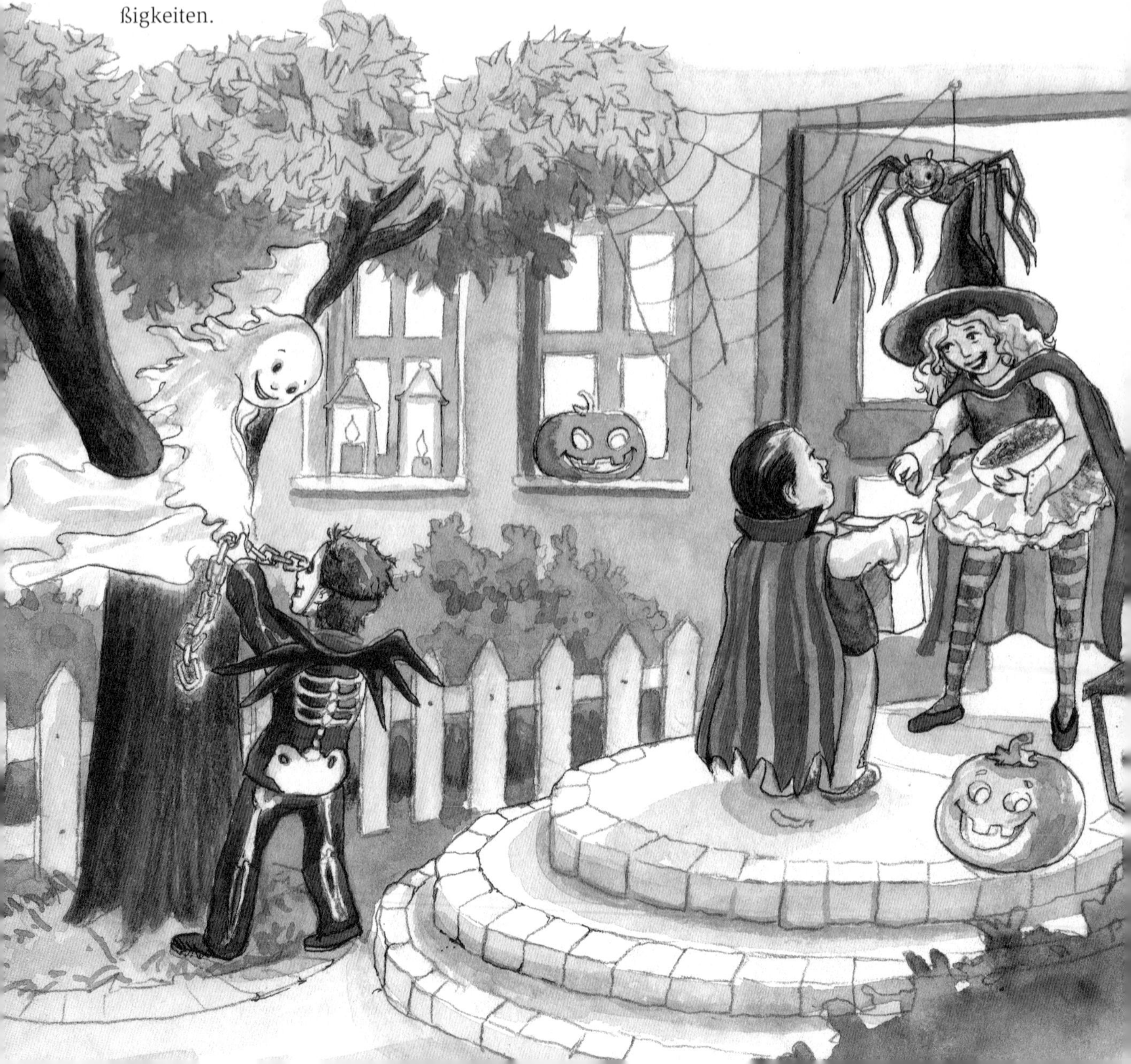

Das kleine Gespenst (AT)

Alter: ab 3 Jahren
Material: 1 Matte und Decke für jedes Kind, evtl. kleine Geister als Dekoration

Die Kinder machen es sich auf den Matten bequem, so, wie sie am besten entspannen können – liegend, mit geöffneten oder geschlossenen Augen. Die Spielleitung fordert die Kinder auf, zuerst dreimal tief ein- und auszuatmen, dann wieder normal weiter zu atmen, und liest folgende Geschichte vor:

Am letzten Tag im Oktober ist Halloween, die Nacht der Geister und Gespenster. Sobald es dunkel ist, ziehen viele Kinder, als Hexen, Zauberer oder Gespenster verkleidet, von Tür zu Tür und erbetteln mit Sprüchen wie *„Süßes, sonst gibt es Saures!“* oder *„Gibst du keine Süßigkeiten her, plagen dich die Geister sehr!“* viele Süßigkeiten. Das macht den Kindern viel Spaß und sie laufen oft lange Strecken, um die begehrten Süßigkeiten zu ergattern. Auch Alexander hatte sich am Abend als gruseliges Gespenst verkleidet und viele Süßigkeiten erbeutet. Jetzt liegt er erschöpft und müde in seinem Bett.

(Schwereformel)
Seine Arme und Beine sind von der Anstrengung schwer und müde.
Ganz schwer liegt Alexander in seinem Bett.
Sein ganzer Körper ist schwer und müde vom langen Laufen.
Er fühlt sich erschöpft und müde.

(Wärmeformel)
Unter der Bettdecke ist es mollig warm.
Er fühlt sich warm und geborgen.
Tief kuschelt er sich in seine warme Decke.
Er spürt, wie die Wärme durch seinen ganzen Körper strömt.
Alles an ihm ist wohlig warm.

Alexander ist schon fast eingeschlafen.

(Ruheformel)
Um ihn herum ist es ganz still.
Alexander genießt die nächtliche Stille.
Dabei wird er ruhig und entspannt sich.

Da hört er ein leises Schluchzen. Fast wie ein Windhauch. Es kommt aus dem Baum vor dem Haus. Vorsichtig schleicht er aus dem Bett zum Fenster und sieht hinaus. Ganz oben zwischen den kahlen Zweigen sitzt ein kleines Gespenst. Sein weißes Kleid ist fast durchscheinend. Es ist sehr traurig und schluchzt immer wieder leise vor sich hin. Zaghaft öffnet Alexander das Fenster.

„Hallo, kleines Gespenst, warum bist du so traurig?“ Das kleine Gespenst schaut ihn aus großen Augen an. Es kann nicht glauben, dass hier ein kleiner Mensch steht, der keine Angst vor ihm hat.

„Hast du keine Angst vor mir?“, fragt es neugierig. *„Nur ein bisschen, aber du siehst gar nicht furchteinflößend aus“*, sagt Alexander.

Da schluchzt das kleine Gespenst umso mehr. *„Das ist es ja gerade! Heute ist die große Halloween-Gespensterparty und ich habe meine schaurige Rasselkette verloren.“* Wieder wird das kleine Gespenst von einem Schluchzer geschüttelt. *„Und nun kann ich nicht auf die Party gehen, weil mich sonst alle auslachen.“*

Das leuchtet Alexander ein. Was ist schon ein Gespenst ohne schaurige Rasselkette.
Ihm kommt eine glänzende Idee. Er geht zum Stuhl, der neben seinem Bett steht. Dort hat er sein Gespensterkostüm abgelegt. Und mitten auf dem weißen Kostüm liegt ....
eine schaurige Rasselkette. Er hält sie dem kleinen Gespenst hin: „*Nimm du sie! Ich brauche sie nicht mehr.*“

Das Gespenst fängt wieder an zu schluchzen, dieses Mal aber vor Freude. Es rasselt schaurig mit der Kette und freut sich gespenstisch. „*Vielen, vielen Dank kleiner Mensch*“, ruft es und schlägt ein paar gekonnte Luftpurzelbäume. Zum Schluss umarmt es Alexander ganz fest, jedenfalls so fest, wie es einem Gespenst nur möglich ist. Danach winkt es Alexander zum Abschied zu und schwebt freudig jauchzend in den dunklen Nachthimmel davon.

Alexander kuschelt sich wieder unter die mollig warme Bettdecke. Er denkt an das Gespenst und wie sehr es sich über sein Geschenk gefreut hat.

(Sonnengeflecht)
Da wird sein Bauch warm vor Freude.
Wohlige Wärme strömt in seinen Bauch.
Beim Gedanken an das glückliche Gespenst wird sein Bauch mollig warm.

(Ruheformel)
Nun ist es draußen wieder ganz ruhig.
Auch Alexander wird immer ruhiger und entspannter.
Seine Augen werden immer schwerer und schwerer und er entspannt sich mehr und mehr.

(Atemformel)
Sein Atem geht ruhig und gleichmäßig.
Er atmet ruhig und gleichmäßig ein und aus.
Wie der Nachtwind, so ruhig und gleichmäßig, geht sein Atem.

Bald ist Alexander tief eingeschlafen. Er träumt von netten, kleinen Gespenstern, die lustig tanzend am nächtlichen Himmel schweben: „*Und von was träumst du?*“

Zum Einschlafen hier aufhören!

(Rücknahme)
Langsam wird es auch für dich Zeit, zurückzukehren.
Ich zähle jetzt langsam von 3 rückwärts.
Bei 0 bist du wieder hellwach und voller Energie:
3 Atme einmal tief durch!
2 Balle die Hände zu Fäusten!
1 Recke und strecke dich!
0 Augen auf und du bist hellwach und voller Energie!

Alle Kinder recken und strecken sich. Sie strampeln mit den Füßen und bewegen die Arme, damit sie wieder richtig wach werden.

Überleitung

„*Das war die Geschichte von dem kleinen Gespenst. Als Nächstes machen wir zusammen eine kleine Gespensterentspannung. Weil ihr aber so lange still wart, dürft ihr zuerst richtig herumtoben. Lauft durch den Raum, schüttelt eure Arme und Beine, damit sie locker werden, und ab und zu könnt ihr einen kurzen, lauten Schrei ausstoßen.*“

Geisterstunde (PME)

Alter: ab 4 Jahren
Material: 1 Matte für jedes Kind

Die Kinder liegen mit dem Rücken auf dem Boden, die Arme liegen dicht neben dem Körper und die Beine sind ausgestreckt. Die Spielleitung erzählt folgende Geschichte:

Das kleine Gespenst Aurelius und sein Bruder Daromir schlafen in einer kleinen Truhe auf dem Speicher eines alten Hauses. Hier gefällt es ihnen sehr gut. Überall hängen Spinnweben und eine dicke Staubschicht bedeckt die alten Kleider und Möbel, die herumstehen. Richtig gemütlich für kleine Gespenster.
Leider ist es in der Truhe sehr eng und Aurelius und Daromir fühlen sich steif und verspannt, wenn sie zur Geisterstunde aus ihrer Truhe schweben.

„Am liebsten würde ich gar nicht mehr in dieser winzigen Truhe schlafen", jammert Daromir. *„Leider gibt es hier auf dem Dachboden keine andere Möglichkeit und außerdem ist es doch so eine hübsche Truhe"*, erwidert Aurelius. Die Truhe ist mit goldenen Beschlägen verziert und schon sehr alt. *„Ich weiß, wie wir in unserer Truhe schlafen können und trotzdem zur Geisterstunde immer fit und locker sind"*, lächelt Aurelius. Daromir ist sehr gespannt, was sein Bruder nun wieder ausheckt.
„Man nennt es Progressive Muskelentspannung und ich habe es vor kurzem in einem Menschenhaus gesehen." Aurelius ist stolz darauf, dass er so mutig ist, ab und zu Menschenhäuser zu besuchen. Nicht jeder kleine Geist ist so mutig. *„Es ist einfach und außerdem lustig. Davon werden die Muskeln weich und locker."*

Daromir ist zwar etwas skeptisch, dennoch legt er sich folgsam neben seinen Bruder auf den Rücken. Beide Gespenster liegen auf dem Rücken, die Arme neben dem Körper.

„Zuerst atmen wir einmal tief ein und aus." Aurelius erklärt immer zuerst, was zu tun ist, bevor sie es dann gemeinsam ausführen. Beide Gespenster atmen einmal tief ein und aus.

„Nun konzentrieren wir uns auf unsere Arme." Aurelius und Daromir konzentrieren sich auf ihre Arme. Sie spüren genau, wo die Arme auf dem Boden aufliegen. Sie können sogar ihre Finger spüren, wenn sie sich darauf konzentrieren.

– Zeit zum Spüren –

„Wenn ich ‚jetzt' sage, ballen wir die Hände zu Fäusten, winkeln den Unterarm an und drücken den Oberarm auf den Boden", erklärt Aurelius.
„Jetzt! 1 … 2 … 3 … 4 … 5 … loslassen!"
Beide lassen ihre Arme langsam auf den Boden zurücksinken. Ihre Arme fühlen sich nun leichter an. *„Kannst du es auch spüren?"*

„Nun wiederholen wir das Ganze noch einmal. Hände zu Fäusten ballen, Unterarm anwinkeln und Oberarm auf den Boden drücken.
Jetzt! 1 … 2 … 3 … 4 … 5 … loslassen!"
Beide Arme sind nun locker und liegen schwer auf der Unterlage.
Aurelius und Daromir genießen noch eine Weile dieses entspannte Gefühl.

„Jetzt kommen wir zum Gesicht", sagt Aurelius. Beide konzentrieren sich auf ihr Gesicht. Sie spüren, wo ihre Augen, die Augenbrauen, die Nase und der Mund sind. Dabei lassen sie sich genügend Zeit.

– Zeit zum Spüren –

„Du stellst dir vor, du wolltest jemanden so richtig erschrecken. Runzle die Stirn, reiße den Mund weit auf und strecke die Zunge heraus.“ Aurelius ist ganz in seinem Element. Daromir kichert begeistert. *„Wenn ich ‚jetzt‘ sage, probieren wir es“*, sagt Aurelius.
„Jetzt! 1 … 2 … 3 … 4 … 5 … loslassen!“
Irgendwie fühlt sich ihr Gesicht viel glatter an.

„Natürlich müssen wir es gleich noch einmal versuchen. Doppelt hält besser“, meint Aurelius.
„Jetzt! 1 … 2 … 3 … 4 … 5 … loslassen!“
Beide Gespenster liegen ruhig da und fühlen noch einmal nach, wie entspannt ihre Gesichter jetzt sind.

„Als Nächstes sind Schultern, Bauch und Po an der Reihe“, erklärt Aurelius. *„Das ist aber ziemlich viel auf einmal“*, meint Daromir. *„Ja, aber es ist ganz einfach. Hör zuerst einmal zu“*, beruhigt Aurelius seinen Bruder.
„Als Erstes konzentrieren wir uns auf unseren Rücken, den Bauch und den Po. Wir spüren genau, wo die Schultern, der Rücken und der Po auf dem Boden aufliegen.“ Die kleinen Gespenster spüren ihre Schultern, den Rücken und den Po.

– Zeit zum Spüren –

„Nun achten wir noch auf den Bauch, wie er sich beim Atmen hebt und senkt.“ Beide achten auf ihren Bauch.

– Zeit zum Spüren –

„Bei dieser Übung musst du die Schultern nach unten auf den Boden drücken, den Bauchnabel einziehen und die Pobacken fest zusammenkneifen.“ Daromir findet das sehr lustig und grinst ein wenig. Aber trotzdem ist er konzentriert bei der Sache, als Aurelius das Kommando gibt.
„Jetzt! 1 … 2 … 3 … 4 … 5 … loslassen!“
Daromirs Körper fühlt sich an, als wollte er im Boden versinken, so schwer und locker sind die Muskeln. Aurelius geht es genauso.

„Das fühlt sich gut an“, sagt Daromir. *„Machen wir es gleich noch einmal.“* Wieder gibt Aurelius das Kommando.
„Jetzt! 1 … 2 … 3 … 4 … 5 … loslassen!“
Beide Gespenster liegen nun locker und entspannt auf dem Boden. Schwer und breit liegt ihr Rücken auf dem staubigen Holzboden auf. Sie genießen es eine Weile.

– Zeit zum Spüren –

„Und was fehlt jetzt noch, Daromir?“ Aurelius will prüfen ob Daromir auch gut aufpasst. *„Die Beine fehlen noch“*, kommt es wie aus der Pistole geschossen. *„Gut aufgepasst“*, lobt Aurelius. *„Als Erstes konzentrierst du dich auf die Beine.“* Beide Gespenster spüren, wie ihre Beine auf dem Boden liegen. Sie fühlen ihre Oberschenkel, die Knie, die Unterschenkel, die Füße, sogar die Zehenspitzen können sie spüren. Das dauert natürlich eine Weile, aber sie haben ja Zeit.

– Zeit zum Spüren –

„Ziehe nun die Zehen nach oben zur Nasenspitze und drücke die gestreckten Beine fest auf den Boden“, erklärt Aurelius. Und gleich gibt er das Kommando.
„Jetzt! 1 … 2 … 3 … 4 … 5 … loslassen!“
Beide Beine sind locker und entspannt.

„Das fühlt sich so gut an", meint Daromir. *„Das machen wir gleich noch einmal."* Und bevor Aurelius überhaupt zu Wort kommt, gibt er das Kommando.
„Jetzt! 1 ... 2 ... 3 ... 4 ... 5 ... loslassen!"
Die Gespensterbeine entspannen sich und liegen nun locker auf dem alten, staubigen Boden.

„Das war lustig", lächelt Daromir. *„Lass uns das nun jede Nacht machen, bevor wir durch die Stadt spuken.*
Natürlich machen wir das ab sofort jede Nacht", sagt Aurelius. *„Aber wir sind noch nicht am Ende."*
Daromir ist erstaunt. *„Aber wir haben doch schon alles. Die Arme, das Gesicht, die Schultern, den Bauch, den Po und die Beine. Was fehlt denn noch?*

Zum Schluss spannst du nochmal alles zusammen richtig fest an", sagt Aurelius. Und ehe Daromir ihm zuvorkommen kann, gibt er das Kommando.
„Jetzt! 1 ... 2 ... 3 ... 4 ... 5 ... loslassen!"
Nun fühlen sich beide Gespenster entspannt und locker genug, um die ganze Stadt mit ihren Spukereien zu unterhalten. Sie bleiben noch eine Weile liegen und genießen die Ruhe, bevor sie sich auf den nächtlichen Weg zu neuem Unfug machen.

Zum Einschlafen hier aufhören!

(Rücknahme)
Langsam wird es auch für dich Zeit, zurückzukehren.
Ich zähle jetzt langsam von 3 rückwärts.
Bei 0 bist du wieder hellwach und voller Energie:
3 Atme einmal tief durch!
2 Balle die Hände zu Fäusten!
1 Recke und strecke dich!
0 Augen auf und du bist hellwach und voller Energie!

Alle Kinder recken und strecken sich. Sie strampeln mit den Füßen und bewegen die Arme, damit sie wieder richtig wach werden.

Überleitung

„Das habt ihr toll gemacht. Kennt einer von euch Gespenstergeschichten? Wie sehen Gespenster aus? Welche Namen könnten sie haben?

– Die Kinder bekommen Zeit zum Erzählen. –

„Jetzt sucht sich jeder einen Partner und gemeinsam genießen wir dann eine gruselige Gespenstermassage."

Gespenstermassage

Alter: ab 3 Jahren
Material: 1 Matte für jeweils 2 Kinder

Jeweils zwei Kinder tun sich zusammen. Ein Kind sitzt mit zugewandtem Rücken vor dem anderen Kind. Dieses massiert den Rücken des Kindes nach Vorgabe der Geschichte. Die Spielleitung liest:

Wenn es den beiden Gespensterbrüdern Aurelius und Daromir langweilig ist, massieren sie sich gegenseitig gerne den Rücken. Das tut gut und ist immer sehr lustig. Einer setzt sich vor den anderen und schon geht es los.
Sie haben sich eine lustige Geschichte ausgedacht, damit sie sich die einzelnen Schritte der Massage leichter merken können.

„Die Kirchturmuhr schlägt zwölf, wir sind bereit."
(Hinweis für die Kinder: *„Zwölf Mal mit der flachen Hand auf verschiedene Stellen des Rückens drücken: Zwölf, elf, zehn..."*)

„Wir stemmen munter unsere Truhe auf.“
(Hinweis für die Kinder: *„Mit den Händen den Rücken kneten.“*)

„Nun recken und strecken wir uns, das wäre ja gelacht, damit wir bereit sind, für die Nacht.“
(Hinweis für die Kinder: *„Mit den flachen Händen von oben nach unten über den Rücken streichen.“*)

„Ein Spinnchen klein, krabbelt sanft über unseren Rücken fein.“
(Hinweis für die Kinder: „Mit den Fingern über den Rücken krabbeln.“)

„Zeit, durch die nächtliche Stadt zu schweben und viel Lustiges zu erleben.“
(Hinweis für die Kinder: *„Mit den flachen Händen in Kreisbewegungen über den Rücken streichen.“*)

„Es macht viel Spaß, durch den dunklen Nachthimmel zu sausen.“
(Hinweis für die Kinder: *„Schneller mit den Händen über den Rücken streichen.“*)

„Doch müssen wir nicht immer brausen.“
(Hinweis für die Kinder: *„Langsamer streichen.“*)

„Wir lieben es, auch gemütlich zu schweben.“
(Hinweis für die Kinder: *„Ganz langsam streichen.“*)

„Ach, wie herrlich ist das Gespensterleben.“
(Hinweis für die Kinder: *„Die Arme des Vordermannes nehmen und nach oben zum Jubeln über den Kopf heben.“*)

Die Massage kann beliebig oft wiederholt werden. Viele Kinder lassen sich gerne zwei- bis dreimal massieren.

Möglicher Wiederholungssatz am Ende:
„Und in der nächsten Nacht schweben die Gespenster wieder durch die Stadt.“

Bunter Blätterreigen mit Greta, der Herbstmaus

Im Herbst färben sich die Blätter der Bäume bunt. Weithin leuchtet das Blätterkleid in der Herbstsonne und bietet Spaziergängern ein wunderschönes, farbenprächtiges Bild. Der Herbstwind spielt mit den herabfallenden Blättern und wirbelt sie kräftig durcheinander.

Während des Blätterwirbel-Spiels können die Kinder sich wie bunte Herbstblätter fühlen, danach begleiten sie die Herbstmaus Greta auf ihrer Reise mit dem Wind, fühlen und spüren die bunten Herbstblätter bei der Meditation und basteln schöne Blätterbilder.

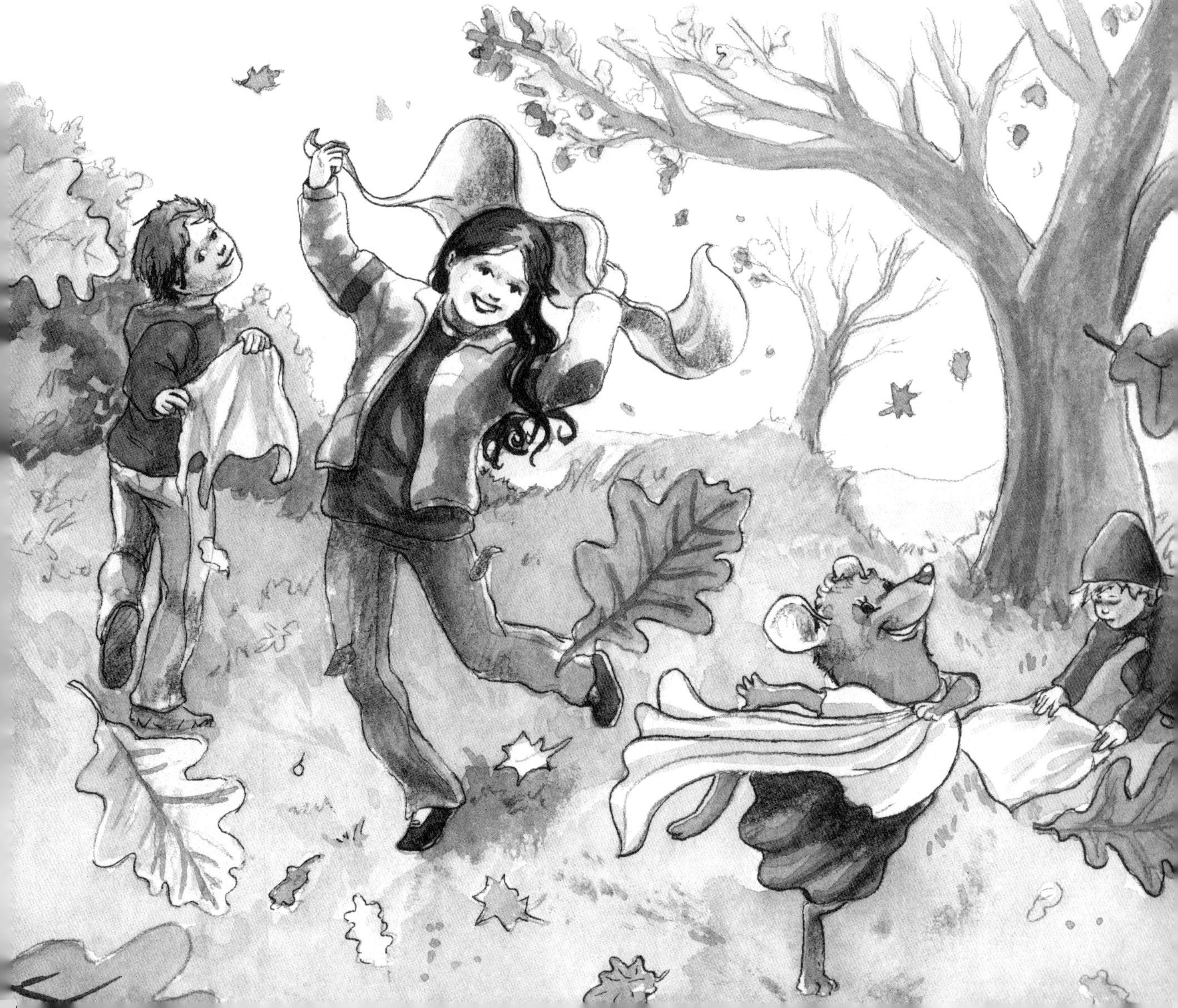

Blätterwirbel (Spielen)

Alter: ab 3 Jahren
Material: 1 buntes Tuch für jedes Kind, CD mit Meditationsmusik

Die Spielleitung legt verschiedenfarbige Tücher in der Raummitte aus, die die schillernden Farben der Herbstblätter symbolisieren. Sie schaltet die Musik ein. Die Kinder sind die farbigen Herbstblätter und schweben bunt durcheinander im Raum umher. Währenddessen liest die Spielleitung folgende Geschichte vor:

„Im Herbst fallen alle Blätter von den Bäumen. Stell dir vor, du bist ein Blatt. Du kannst ein grünes, ein rotes, ein gelbes, ein braunes oder ein kunterbuntes Blatt sein. Suche dir eine Farbe aus, die dir gefällt." (Die Kinder suchen sich ein Tuch ihrer Wahl aus.)

„Breite deine Arme weit aus und segle wie ein Blatt durch die Lüfte. Der Wind spielt mit dir und treibt dich mal hierhin und mal dorthin.

Ganz gemütlich schwebst du durch die warme Herbstluft. Wenn du tief einatmest, kannst du vielleicht den Geruch des Herbstes riechen."

– kurze Pause –

„Der Wind wird stärker und stärker. Schneller und schneller wirbelst du mit den anderen Blättern herum. Du saust nach rechts, nach links, fast liegst du auf dem Boden und im nächsten Moment fliegst du wieder hoch in die Luft. Der Wind spielt übermütig mit dir und das Spiel gefällt dir."

– kurze Pause –

„Allmählich beruhigt sich der Wind wieder und du wirst immer langsamer und langsamer, bis du nur noch gemächlich vor dich hin schwebst."

– kurze Pause –

„Vom Fliegen bist du müde geworden. Auch der Wind ist müde und hört auf zu blasen. Sanft gleitest du zu Boden, in ein weiches Bett aus Moos. Und während du in deinem kuscheligen Moosbett liegst, erzählt dir der Wind eine kleine Geschichte von Greta, der Herbstmaus. Spitze die Ohren und höre gut zu."

Überleitung

„Alle Herbstblätter legen sich jetzt in ihr kuscheliges Bett und lauschen der Geschichte von Greta, der Herbstmaus.

Greta, die Herbstmaus (AT)

Alter: ab 3 Jahren
Material: 1 Matte und Decke für jedes Kind, evtl. bunte Blätter als Dekoration

Die Kinder machen es sich auf den Matten bequem, so, wie sie am besten entspannen können – liegend, mit geöffneten oder geschlossenen Augen. Die Spielleitung fordert die Kinder auf, zuerst dreimal tief ein- und auszuatmen, dann wieder normal weiter zu atmen, und liest folgende Geschichte vor:

Heute ist ein schöner Herbsttag. Die Sonne schickt ihre warmen Strahlen vom Himmel. Wenn die Sonnenstrahlen die Baumspitzen berühren, leuchten die bunten Laubkleider der Bäume.

Es weht ein sanfter Wind. Immer wieder wirbelt er die auf dem Boden liegenden Blätter auf und trägt sie auf seinen luftigen Flügeln durch die warme Herbstluft, bevor er sie wieder sanft auf den Boden gleiten lässt.
Unter einem Baum liegt die kleine Maus Greta. Sie beobachtet sehnsüchtig die schwebenden Blätter, wie sie, vom lauen Herbstwind getragen, in der Luft herumwirbeln.

(Ruheformel)
Ruhig liegt Greta da und beobachtet die Blätter.
Die sanft schwebenden Blätter beruhigen die Maus.
Greta fühlt eine angenehme Ruhe in sich.
Entspannt lauscht sie dem leisen Rascheln der Blätter.
„Kannst du es auch hören?“

Wie gerne würde Greta so schweben wie die bunten Blätter. Doch sie ist nur eine kleine Maus und Mäuse können leider nicht fliegen. Da kommt ihr eine Idee. Sie rappelt sich auf, stellt sich auf ihre Hinterfüßchen und dreht sich elegant zwischen den fliegenden Blättern. Dabei breitet sie ihre Vorderfüßchen ganz weit aus. Mal langsam und mal schnell schwebt sie durch die Luft. Sie stellt sich vor, sie sei genauso schwerelos wie die bunten Blätter um sie herum. Mit geschlossenen Augen genießt Greta dieses Gefühl. Sie fühlt sich leicht wie eine Feder. Ein buntes Blatt streift ihre Schnurrbarthaare und kitzelt sie. Greta lächelt.

„Stell dir vor, auch du bist ein Blatt, das vom Wind getragen durch die Lüfte schwebt. Fühle, wie der warme Herbstwind dich umhüllt wie ein schützender Mantel und du mit ihm über den laubbedeckten Waldboden gleitest.“

– kurze Pause –

Bald aber werden die Arme der Maus ganz schwer. Sie kann sie kaum noch hochheben. Erschöpft legt Greta sich wieder unter ihren Baum auf das weiche Fleckchen Moos. Sie sinkt tief in das kuschelweiche Moos ein.

(Schwereformel)
Arme und Beine der Maus sind ganz schwer.
Schwer sinkt Greta nach unten in das Moos.
Nach der Anstrengung fühlt sich alles ganz schwer an.
Schwer und müde liegt Greta im weichen Moos.

Greta schaut nach oben in die Baumkrone. Einige vorwitzige Sonnenstrahlen haben sich den Weg durch die Zweige des Baumes gebahnt und wärmen nun die kleine Maus, die in ihrem kuschelig weichen Moosbett liegt.

(Wärmeformel)
Wohlig warm wird es der kleinen Greta.
Sie fühlt sich warm und geborgen.
Warm eingekuschelt, liegt sie in ihrem Moosbett.
Die wohlige Wärme zieht bis in die Finger- und Zehenspitzen der Maus.
Greta fühlt sich herrlich warm und geborgen.

Da streift ein feiner Windhauch ihre Nase. Und ehe sie sich versieht, hat der Wind sie auf seine mächtigen Flügel genommen und schwebt mit ihr hoch hinauf in den strahlend blauen Herbsthimmel. Greta staunt. Noch nie hat sie den Wald von oben gesehen. Er leuchtet in warmen Farben. Sie kann den Bach erkennen, der sich glitzernd durch die Wiese schlängelt. Die Häuser des Dorfes liegen wie Spielzeuge unter ihr. Von hier oben wirkt alles winzig und klein und die Maus ist überrascht, was es alles zu sehen gibt.
„Kannst du auch etwas sehen? Vielleicht den Wald, den Bach oder die Häuser?“

– kurze Pause –

Während sie so dahinschwebt, wird Greta ruhig und sie entspannt sich.

(Ruheformel)
Hier oben ist es ganz ruhig.
Ruhig und gleichmäßig gleitet sie mit dem Wind durch die Luft.
„Fühle die Ruhe, die Greta umgibt."

Irgendwann wird es Zeit für die kleine Maus, zurückzukehren. Behutsam setzt der Wind sie unter ihrem Baum ab. Greta kuschelt sich in das weiche Moosbett und träumt noch eine Weile von ihrem Ausflug in die Lüfte. *„Träume auch du ein wenig!"*

– kurze Pause –

Zum Einschlafen hier aufhören!

(Rücknahme)
Langsam wird es auch für dich Zeit, zurückzukehren.
Ich zähle jetzt langsam von 3 rückwärts.
Bei 0 bist du wieder hellwach und voller Energie:
3 Atme einmal tief durch!
2 Balle die Hände zu Fäusten!
1 Recke und strecke dich!
0 Augen auf und du bist hellwach und voller Energie!

Alle Kinder recken und strecken sich. Sie strampeln mit den Füßen und bewegen die Arme, damit sie wieder richtig wach werden.

Überleitung

„Greta wäre so gerne ein Herbstblatt. Was für Farben haben denn die Blätter im Herbst? Habt ihr schon welche gesehen? Warum werfen die Bäume ihre Blätter ab? Gibt es auch Bäume, die im Winter grün bleiben?

– Die Kinder bekommen Zeit zum Erzählen. –

„Jetzt schauen wir uns die Blätter genauer an."

Blättermeditation

Bunte Blätter sind wegen der vielen Farbnuancen faszinierend und deshalb für eine Meditation mit Kindern gut geeignet. Dadurch werden die Kinder animiert, während eines Herbstspaziergangs die Blätter genauer zu betrachten.

Alter: ab 4 Jahren
Material: verschiedene Blätter (am besten etwas größere), evtl. eine CD mit leiser Musik (z. B. Geräusche des Waldes)

Die Kinder sitzen entweder am Tisch oder auf dem Boden. Jedes Kind sucht sich ein buntes Blatt aus und hält es in der Hand. Jetzt liest die Spielleitung die Meditation vor. Im Text gibt es immer wieder Pausen, die zum Meditieren einladen:

„Nimm dein Blatt, das du dir selbst ausgesucht hast, in die Hand.
Schau es dir genau an.
Was siehst du?
Welche Farbe hat es? Ist die Farbe überall gleich intensiv? Siehst du nur eine Farbe oder mehrere?"

– Zeit zum Anschauen –

„Schau dir den Rand des Blattes an. Was für eine Form hat er? Ist der Rand zackig oder eher etwas abgerundet?“

– Zeit zum Anschauen –

„Liegt das Blatt flach auf deiner Hand oder wölbt es sich etwas?
Kannst du vielleicht die Adern in dem Blatt sehen? Wo verlaufen Sie? Welche Farbe haben sie? Sind es viele oder nur wenige?“

– Zeit zum Anschauen –

„Schau dir dein Blatt noch einmal genau an und schließe dann die Augen.
Streiche behutsam über dein Blatt.
Was von dem, das du eben gesehen hast, kannst du erfühlen?
Vielleicht die Form oder die Adern? Fühlt es sich glatt oder rauh an?“

– Zeit zum Fühlen –

„Rieche jetzt an deinem Blatt. Kannst du etwas riechen?“

– Zeit zum Riechen –

„Jetzt mach die Augen wieder auf und betrachte dein Blatt noch einmal. Entdeckst du vielleicht etwas, das du vorher nicht gesehen hast, oder sieht es immer noch gleich aus?“

Überleitung

„Was konntet ihr denn alles an den Blättern entdecken? Waren es vielleicht Dinge, auf die ihr vorher noch nicht geachtet habt?“

– Die Kinder bekommen Zeit zum Erzählen. –

„Jetzt basteln wir gemeinsam bunte Blätterbilder.“

Blätterbilder (Basteln)

Mit Herbstblättern lassen sich die schönsten Bilder gestalten. Dabei kann die Durchreibe-Technik verwandt werden.

Alter: ab 3 Jahren
Material: schöne Herbstblätter (möglichst mit unterschiedlicher Maserung), weißes Papier (evtl. auch Transparentpapier), Bunt- oder Wachsmalstifte

Die Kinder legen mehrere Herbstblätter mit den Blattadern nach oben auf eine Unterlage.
Darüber kommt ein weißes Blatt Papier. Sie drücken das Papier mit einer Hand auf die Blätter, mit der anderen Hand reiben sie großflächig mit Bunt- oder Wachsmalstiften darüber.
Das Muster des Blattes wird auf das Papier übertragen, sodass ein wunderschönes Blätterherbstbild entsteht.

Das große Kartoffelfeuer zur Erntezeit

Kinder essen gerne Kartoffeln, sei es als Salat, in Form von Pommes frites, gekocht oder als Kartoffelbrei. Im Herbst ist Erntezeit für Kartoffeln, jetzt brennen auch wieder die vielen Kartoffelfeuer als Dank für eine reiche Ernte – eine Freude für Groß und Klein.

Im Autogenen Training erleben die Kinder das große Kartoffelfeuer, spüren bei einer Massage hüpfende Feuerfunken auf ihrem Körper und erfahren, wie es ist, wenn eine Kartoffel bei der Körperfühlübung auf ihrem Körper auf Wanderschaft geht.

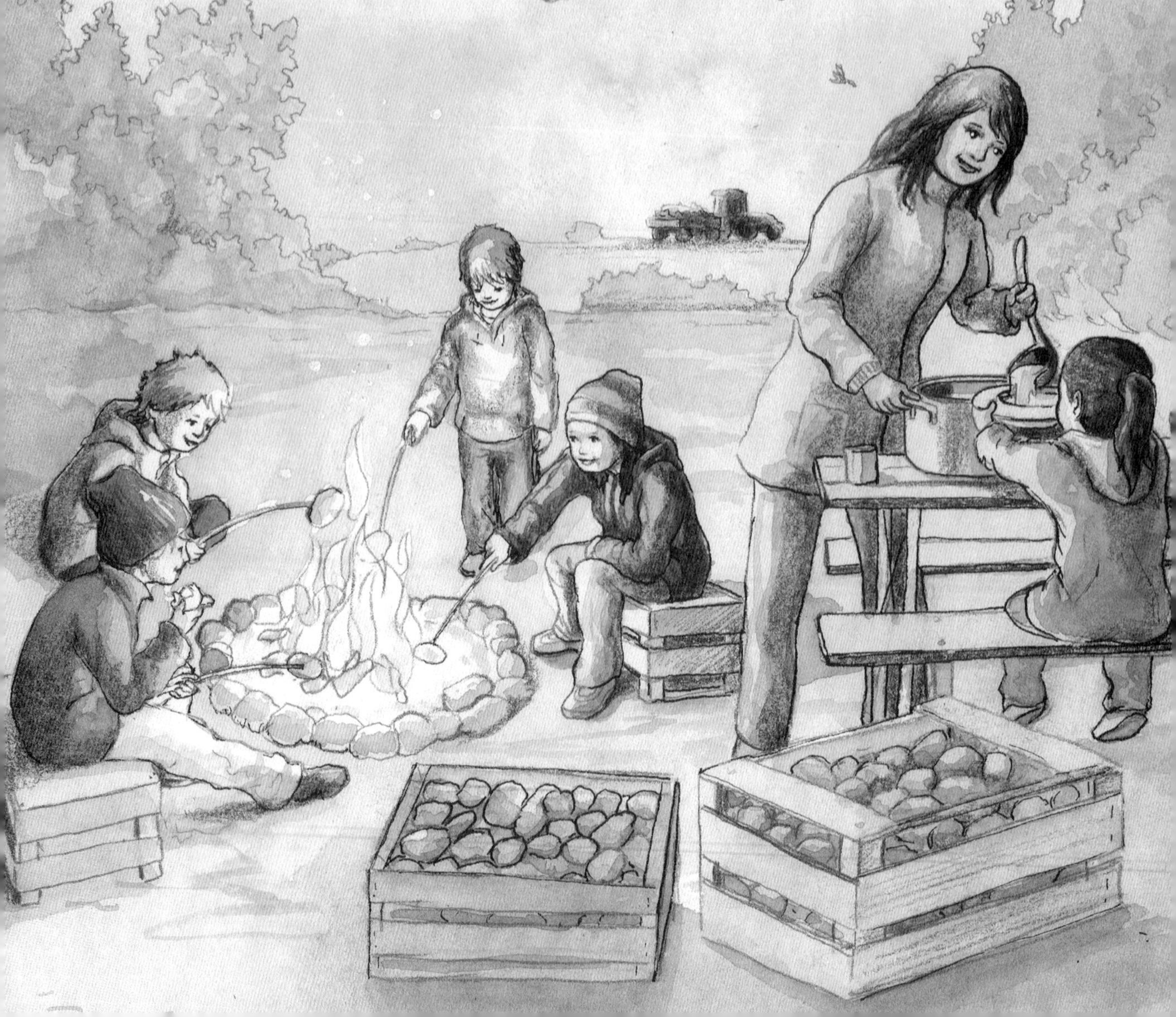

Das Kartoffelfeuer (AT)

Alter: ab 3 Jahren
Material: 1 Matte und Decke für jedes Kind, evtl. Kartoffeln als Dekoration

Die Kinder machen es sich auf den Matten bequem, so, wie sie am besten entspannen können – liegend, mit geöffneten oder geschlossenen Augen. Die Spielleitung fordert die Kinder auf, zuerst dreimal tief ein- und auszuatmen, dann wieder normal weiter zu atmen, und liest folgende Geschichte vor:

Wenn die Tage kürzer und die Nächte länger werden, dann naht die Zeit des Kartoffelfestes. Auf vielen Bauernhöfen wird das Ende der Kartoffelernte mit einem großen Kartoffelfeuer gefeiert. Mitten auf einem abgeernteten Kartoffelacker wird ein großes, leuchtendes Feuer entzündet. Die Menschen der umliegenden Höfe sitzen davor, unterhalten sich und garen Kartoffeln im Feuer. Das ist für die Kinder ein großes Ereignis. Den ganzen Tag über helfen sie, Holz für das Lagerfeuer zu sammeln. Sorgfältig schichten sie trockenes Holz und Reisig aufeinander, sodass es nachher gut brennen kann. Es ist eine sehr anstrengende Arbeit.

(Schwereformel)
Ihre Arme sind schwer vom Holz schleppen.
Ganz schwer fühlen sich die Arme an.
Auch die Füße sind vom vielen Hin- und Herlaufen ganz schwer.
Schwer und müde sind die Füße.

Doch die Mühe hat sich gelohnt. Es wird ein herrliches Lagerfeuer werden. Sobald es dunkel wird, entzündet der Bauer den Holzstoß. Als das Feuer auf das Reisig übergreift, fliegen knisternd orangerote Funken in den dunklen Abendhimmel. Sie sehen aus wie kleine Sterne, die in der Dunkelheit verglühen.
„Hast du so etwas auch schon einmal gesehen?“

(Ruheformel)
Alle sitzen still da und beobachten das Feuer.
Das Knistern des Feuers wirkt beruhigend.

(Wärmeformel)
Eine wohlige Wärme geht von dem Lagerfeuer aus.
Den Menschen, die um das Feuer stehen, wird es wohlig warm.
Das Feuer wärmt alle, die hier sind.
Sie fühlen sich wohlig warm und geborgen.

Die Bäuerin hat eine leckere Kartoffelsuppe gekocht. Die Kinder füllen ihre Schüsseln und setzen sich ganz nahe an das gemütliche Feuer.

(Sonnengeflecht)
Sie genießen es, wie die warme Suppe in ihren Bauch fließt.
Ihr Bauch wird wohlig warm von der köstlichen Suppe.
Die Wärme breitet sich immer mehr in ihrem Bauch aus.
Mit jedem Löffel Suppe strömt mehr Wärme in ihren Bauch.

Zufrieden und satt sitzen alle um das Lagerfeuer herum und beobachten die orangeroten Flammen, die in den dunklen Nachthimmel lodern.

(Ruheformel)
Eine tiefe Ruhe breitet sich in ihnen aus.
Sie fühlen sich ruhig und geborgen.

Zum Abschluss spielt der alte Pepe noch ein kleines Lied auf seiner Mundharmonika. Danach gehen alle nach Hause.

Wenn die Kinder in dieser Nacht in ihren Betten liegen, träumen sie von kleinen Feuerfunken, die hoch hinauf in den dunklen Nachthimmel steigen und dort verglühen. *„Und was träumst du?"*

Zum Einschlafen hier aufhören!

(Rücknahme)
Langsam wird es auch für dich Zeit, zurückzukehren.
Ich zähle jetzt langsam von 3 rückwärts.
Bei 0 bist du wieder hellwach und voller Energie:
3 Atme einmal tief durch!
2 Balle die Hände zu Fäusten!
1 Recke und strecke dich!
0 Augen auf und du bist hellwach und voller Energie!

Alle Kinder recken und strecken sich. Sie strampeln mit den Füßen und bewegen die Arme, damit sie wieder richtig wach werden.

Überleitung

„Ihr habt jetzt das Kartoffelfeuerfest erlebt. Wer von euch isst gerne Kartoffeln? Was kann man alles daraus machen? Woher kommt die Kartoffel?"

– Die Kinder bekommen Zeit zum Erzählen. –

„Wenn ihr zu zweit zusammengeht, könnt ihr gleich bei einer Massage viele kleine Feuerfunken spüren."

Hüpfende Feuerfunken (Massage)

Alter: ab 4 Jahren
Material: 1 Matte für jeweils 2 Kinder

Jeweils zwei Kinder tun sich zusammen. Ein Kind liegt auf dem Bauch, während das andere die Rolle der Feuerfunken übernimmt und nach Vorgabe der Geschichte die einzelnen Körperteile des Kindes massiert. Die Spielleitung liest folgende Geschichte vor:

Die Kinder sammeln viel Holz und stapeln es sorgfältig aufeinander.
(Hinweis für die Kinder: *„Mit den flachen Händen auf den Rücken drücken."*)

Am Abend wird dann das Lagerfeuer entzündet. Sofort flackern helle Flammen empor.
(Hinweis für die Kinder: *„Mit den Händen über den Rücken streichen."*)

Vorwitzige Feuerfunken hüpfen nun zwischen den Flammen hin und her.
Zuerst hüpfen sie auf deine Oberarme.
(Hinweis für die Kinder: *„Mit den Fingerspitzen die Oberarme entlang trippeln."*)

Einige springen sogar auf deine Ellbogen.
(Hinweis für die Kinder: *„Über die Ellenbogen streichen."*)

Lustig tanzen sie über die Unterarme bis nach vorne zu deinen Händen.
(Hinweis für die Kinder: *„Über die Unterarme bis zu den Händen trippeln."*)

Lachend springen sie über deine Finger.
(Hinweis für die Kinder: *„Mit den Fingerspitzen von Finger zu Finger hüpfen."*)

Dann machen sie sich auf den Rückweg.
(Hinweis für die Kinder: *„Wieder nach oben zur Schulter trippeln."*)

Lustig hüpfen sie nach oben auf deinen Kopf.
(Hinweis für die Kinder: *„Vorsichtig über den Kopf trippeln."*)

Manche kitzeln dich sogar an den Ohren.
(Hinweis für die Kinder: *„Sanft über die Ohren streicheln."*)

Auch in deinem Genick tanzen ein paar Fünkchen.
(Hinweis für die Kinder: *„Vorsichtig mit den Fingerspitzen das Genick streicheln."*)

Sie hüpfen und tanzen über den ganzen Rücken.
(Hinweis für die Kinder: *„Mit den Fingerspitzen über den Rücken trippeln."*)

Dann springen sie über den Po zu deinen Beinen hinunter.
(Hinweis für die Kinder: *„Über den Po trippeln."*)

Zuerst erreichen sie deine Oberschenkel.
(Hinweis für die Kinder: *„Mit den Fingerspitzen über die Oberschenkel trippeln."*)

Einige vorwitzige Fünkchen hüpfen in deine Kniekehlen.
(Hinweis für die Kinder: *„Vorsichtig mit den Fingern über die Kniekehlen streichen."*)

Bis sie deine Waden erreichen. Dort tanzen sie fröhlich herum.
(Hinweis für die Kinder: *„Mit den Fingerspitzen über die Waden trippeln."*)

Sie hüpfen nach unten auf deine Fußsohlen.
(Hinweis für die Kinder: *„Über die Fußsohlen trippeln."*)

Übermütig stupsen sie jeden deiner Zehen einmal fest an.
(Hinweis für die Kinder: *„Mit dem Finger jeden Zeh anstupsen."*)

Nun werden die lustigen Feuerfunken müde. Sie springen hoch in die Luft und verglühen.
(Hinweis für die Kinder: *„Die Hände nach oben strecken und langsam wieder sinken lassen."*)

Die Massage kann beliebig oft wiederholt werden. Viele Kinder lassen sich gerne zwei- bis dreimal massieren.

Möglicher Wiederholungssatz:
„Und wenn du das nächste Mal ein Lagerfeuer anzündest, sind die lustigen Feuerfunken wieder da!"

Nach Ende der Geschichte werden die Rollen getauscht.

Überleitung

„Hoffentlich hat euch die Massage gefallen. Bleibt bitte zu zweit zusammen, denn wir machen nun gemeinsam eine kleine Körperfühlübung mit einer wanderlustigen Kartoffel."

Eine Kartoffel geht auf Wanderschaft (Körperfühlübung)

Alter: ab 5 Jahren
Material: sauber gewaschene Kartoffeln für die Hälfte der Kinder

Die Kinder gehen in Zweiergruppen zusammen. Ein Kind legt sich ausgestreckt mit dem Bauch auf den Boden. Die Spielleitung gibt den anderen Kindern jeweils eine Kartoffel. Sie rollen die Kartoffel langsam über den Körper des liegenden Kindes, während die Spielleitung folgenden Text dazu spricht:

Eine vorwitzige Kartoffel will nicht im Keller bleiben und begibt sich auf Wanderschaft. Zuerst rollt sie in das Schlafzimmer der kleinen Lina. Diese liegt müde auf dem Bett. *„Hallo Kartoffel, mir tut noch immer alles weh vom Holzsammeln für das Kartoffelfeuer. Kannst du mich vielleicht ein bisschen massieren?"* Und weil die Kartoffel so nett ist, fängt sie gleich mit der Massage an. *„Mach einfach mit!"*

Zuerst rollt die Kartoffel über die rechte Hand. Sie rollt über die Finger und den Handrücken.

Dann kullert sie weiter den Arm hinauf, immer weiter und weiter.
Jetzt ist sie an der Schulter. Sie rollt in Schlangenlinien über den Rücken, immer hin und her.

Sie rollt, bis sie ganz unten am Po ist.
Von dort aus rollt sie das rechte Bein hinunter. Es macht ihr viel Spaß.

Am Fuß angelangt, lässt sie sich viel Zeit, über die Fußsohlen zu rollen. Ein paar Mal rollt sie nach oben bis zu den Zehen und wieder nach unten bis zu der Ferse.

Als sie damit fertig ist, rollt sie das rechte Bein wieder hinauf bis zur einen Pobacke, kullert dann zur anderen Pobacke und rollt das linke Bein hinunter.
Sie rollt ganz langsam und lässt sich dabei viel Zeit.

Auch hier rollt sie mehrmals über die Fußsohlen, bevor sie das Bein wieder nach oben kullert.

Sie hoppelt das linke Bein hinauf bis zum Po. Dann kullert sie in Schlangenlinien, mal nach rechts und mal nach links, über den Rücken bis hinauf zur linken Schulter.

Schließlich ist sie oben bei der Schulter angelangt. Von dort aus rollt sie den linken Arm hinunter bis zu den Fingerspitzen.

Das hat der Kartoffel viel Spaß gemacht und Lina auch!

Und weil es so schön war, wiederholt es die Kartoffel gleich noch einmal!

Am Ende der Geschichte werden die Rollen getauscht.

Hinweise

Hierbei sollen die Kinder lernen, die Bewegung auf ihrem Körper zu spüren. Die Spielleitung achtet darauf, dass nicht zu fest aufgedrückt wird.

Iwan Igels lauschiger Laubhaufen

Igel fressen sich im Herbst gehörigen Speck an, damit sie gut durch den Winter kommen. Sie suchen sich ein geschütztes, warmes Plätzchen, um zu überwintern. Dichte Laubhaufen oder Komposthaufen dienen als Unterschlupf.

Im Autogenen Training begleiten die Kinder Iwan, den Igel, auf seiner Suche nach einem Plätzchen für den Winterschlaf, sie errichten bei einer Massage einen Laubhaufen, üben mit Iwan das richtige Atmen und bereiten leckere Schokoigel zu.

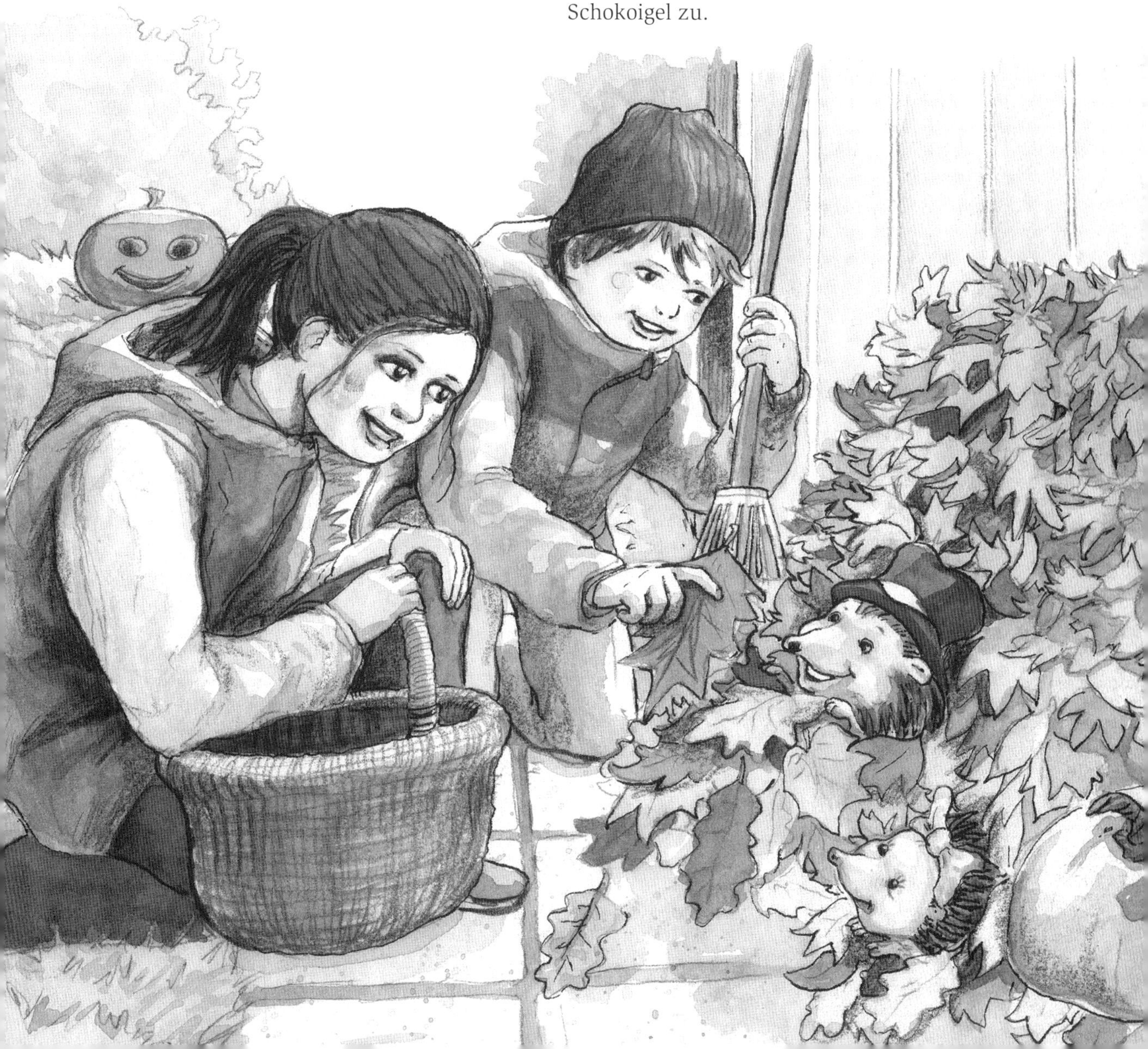

Schlafe süß, kleiner Igel (AT)

Alter: ab 3 Jahren
Material: 1 Matte und Decke für jedes Kind, evtl. Herbstaccessoires als Dekoration

Die Kinder machen es sich auf den Matten bequem, so, wie sie am besten entspannen können – liegend, mit geöffneten oder geschlossenen Augen. Die Spielleitung fordert die Kinder auf, zuerst dreimal tief ein- und auszuatmen, dann wieder normal weiter zu atmen, und liest folgende Geschichte vor:

Iwan, der Igel, lebt in einem hübschen, kleinen Garten in dem ein hübsches, kleines Haus steht. Das Haus hat einen windschiefen Schornstein und klapprige Fensterläden. In ihm wohnt die alte Frau Larin. Sie ist uralt und hat viele Runzeln und Falten im Gesicht. Frau Larin lacht gerne und wenn sie lacht, hat sie noch viel, viel mehr Runzeln und Falten, aber das stört niemanden, vor allem nicht die Kinder. Sie lieben die alte Frau Larin. Wenn sie zu ihr zu Besuch kommen, hat sie immer etwas Leckeres für sie vorbereitet. Aber nicht nur deswegen kommen die Kinder so gerne zu ihr. In Frau Larins Garten gibt es viel zu entdecken. Da gibt es einen Teich mit flinken Goldfischen und einen Kletterbaum mit Ästen so dick, dass sie mit Leichtigkeit das Gewicht eines Kindes tragen können. Sogar die kleine Hanna traut es sich zu, daran hochzuklettern. In der Ecke liegen viele Gemüsebeete nebeneinander, in denen die Kinder gemeinsam mit Frau Larin leckeres Gemüse angepflanzt haben. Blumenkohl, Karotten, rote Rüben, Salat, Radieschen, Bohnen und Erbsen konnten sie in diesem Jahr ernten.

Heute aber wollen die Kinder Frau Larin bei einer ganz besonderen Aufgabe helfen. Iwan, der Igel, braucht ein kuschelig warmes Nest für den Winter. Mit Rechen und Körben bewaffnet, fangen die Kinder an, die Blätter im Garten zusammenzutragen. Ein paar dürre Zweige und etwas Moos sind auch dabei. Es ist anstrengend, die vielen Blätter zusammenzuklauben.

(Schwereformel)
Vor Anstrengung werden die Arme und Beine der Kinder ganz schwer.
Immer schwerer und schwerer werden die Arme und Beine.
„Fühlst du die Schwere in den Armen und Beinen?“

Endlich ist es geschafft! Ein großer Berg Blätter und Zweige türmt sich in einer Gartenecke auf. Nun kann Iwan, der Igel, einziehen. Doch, wo ist Iwan? Frau Larin hat ihn schon einige Zeit nicht mehr gesehen. Ihm wird doch nichts passiert sein?, denkt sie. Gemeinsam mit den Kindern wartet sie in der Dämmerung auf Iwan. Igel sind nachtaktiv und kommen normalerweise erst heraus, wenn es dunkel wird. Sie legt leckere Kleinigkeiten im Garten aus, um Iwan anzulocken. Saftige Birnen, knackige Äpfel, sogar ein bisschen Hackfleisch hat sie gekauft. Das ist für Igel ein besonderer Leckerbissen.
Und tatsächlich, bei Einbruch der Dämmerung taucht Iwan auf. Aber, was für eine Überraschung. Er ist nicht allein. Ein Igelfräulein begleitet ihn. Ganz schüchtern trippeln die beiden näher. Als sie die Leckerbissen entdecken, geraten sie vor Freude ganz aus dem Häuschen. Sie schmatzen und schlecken, bis alles verputzt ist und ihre kleinen Bäuche kugelrund sind.
Iwan gähnt. Das Igelfräulein gähnt auch. Für die beiden wird es nun Zeit, Winterschlaf zu halten.

Die Nächte werden immer kälter. Bald wird es zum ersten Mal Frost geben. Iwan entdeckt den gemütlichen Laubhaufen in der Gartenecke. Gemeinsam mit dem Igelfräulein gräbt er sich durch die Blätter, bis er tief im Innern angelangt ist. Die beiden rollen sich zusammen und kuscheln sich fest aneinander.

(Wärmeformel)
Wohlig warm ist es unter den vielen Blättern.
Den beiden wird ganz warm.
Angenehme Wärme hüllt die beiden ein.
„Spürst du die Wärme, die sie umgibt?"

Es dauert nicht lange und sie sind tief und fest eingeschlafen.

(Atemformel)
Ruhig und gleichmäßig atmen sie.
Ihr Atem geht ruhig und gleichmäßig.
Der Atem fließt ganz ruhig, während die beiden Igel schlafen.
Ruhig und entspannt strömt der Atem durch ihre Körper.

Während des Winterschlafs haben die beiden ganz viel Zeit für ihre Träume und wenn sie im Frühjahr wieder aufwachen, haben sie sich eine Menge zu erzählen.
„Träum auch du ein wenig wie die beiden Igel!"

Zum Einschlafen hier aufhören!

(Rücknahme)
Langsam wird es auch für dich Zeit, zurückzukehren.
Ich zähle jetzt langsam von 3 rückwärts.
Bei 0 bist du wieder hellwach und voller Energie:
3 Atme einmal tief durch!
2 Balle die Hände zu Fäusten!
1 Recke und strecke dich!
0 Augen auf und du bist hellwach und voller Energie!

Alle Kinder recken und strecken sich. Sie strampeln mit den Füßen und bewegen die Arme, damit sie wieder richtig wach werden.

Überleitung

„Das war die Geschichte von Iwan, dem Igel. Was wisst ihr über Igel? Was fressen sie? Habt ihr schon einmal einen gesehen?"

– Die Kinder bekommen Zeit zum Erzählen. –

„Jetzt geht ihr zu zweit zusammen und wir machen eine kleine Blättermassage."

Igelhöhlenmassage

Alter: ab 3 Jahren
Material: 1 Matte für jeweils 2 Kinder

Jeweils zwei Kinder tun sich zusammen. Ein Kind liegt auf dem Bauch oder sitzt mit zugewandtem Rücken vor dem anderen Kind. Dieses massiert den Rücken des Kindes nach Vorgabe der Geschichte. Die Spielleitung liest:

Langsam fallen die Blätter auf den Boden.
(Hinweis für die Kinder: *„Hände drücken an verschiedenen Stellen flach auf den Rücken."*)

Manche wirbeln auch noch einmal nach oben.
(Hinweis für die Kinder: *„Mit den Händen kreisende Bewegungen über den Rücken machen."*)

Sie decken den ganzen Boden zu.
(Hinweis für die Kinder: *„Mit den flachen Händen von oben nach unten über den Rücken streichen."*)

Schon kommen die Kinder mit Rechen und Korb angelaufen.
(Hinweis für die Kinder: *„Fingerspitzen trippeln über den Rücken."*)

Sie klauben viele Blätter zusammen.
(Hinweis für die Kinder: *„Mit gespreizten Fingern über den Rücken fahren."*)

Bald haben sie alle in ihren Korb getan. Um sicherzugehen, kehren Sie mit einem Laubbesen noch einmal über die Wiese.
(Hinweis für die Kinder: *„Mit den Händen über den Rücken wischen."*)

Schnell laufen die Kinder in die Gartenecke, um für Iwan, den Igel, einen schönen Blätterhaufen zu richten.
(Hinweis für die Kinder: *„Fingerspitzen trippeln über den Rücken."*)

Sie schichten einen großen Blätterhaufen auf.
(Hinweis für die Kinder: *„Mit beiden Händen den Rücken kneten."*)

Endlich kommt Iwan und kuschelt sich mit seiner Igelfreundin tief in den Laubhaufen hinein. Es wird ihnen wohlig warm.
(Hinweis für die Kinder: *„Mit den Händen noch einmal den ganzen Rücken von oben nach unten ausstreichen."*)

Bald sind die beiden Igel tief und fest eingeschlafen und träumen vom Frühling.
(Hinweis für die Kinder: *„Mit den Handflächen fest über den Rücken streichen."*)

Die Massage kann beliebig oft wiederholt werden. Viele Kinder lassen sich gerne zwei- bis dreimal massieren.

Möglicher Wiederholungssatz:
„Und im nächsten Jahr halten die Igel wieder Winterschlaf."

Nach Ende der Geschichte werden die Rollen getauscht.

Überleitung

„Bei der nächsten Übung spürt ihr euren Atem. Wo fließt denn der Atem im Körper hin? Habt ihr schon einmal versucht, die Luft anzuhalten? Wie lange klappt das?"

– Die Kinder bekommen Zeit zum Erzählen. –

„Jetzt legt ihr euch mit dem Rücken auf den Boden, hört genau zu und spürt euren Atem."

Fließ, Atem, fließ! (Körperfühlübung)

Alter: ab 3 Jahren
Material: 1 Matte für jedes Kind

Die Kinder liegen ruhig mit dem Rücken auf dem Boden. Die Spielleitung liest nachfolgenden Text vor. Die Kinder legen an den entsprechenden Stellen die Hände auf den Bauch und spüren ihren Atem:

Iwan, der Igel, schläft in seinem Blätterhaufen. Dabei geht sein Atem ruhig und gleichmäßig.

„Lege deine Hände auf den Bauch und spüre, was unter ihnen geschieht. Vielleicht kannst du mit deinen Händen die Bewegung des Ein- und Ausatmens spüren? Strenge dich nicht an beim Atmen. Lasse den Atem einfach durch deinen Körper fließen und beobachte ihn. Fühlst du, wie er kommt und geht?“

– Zeit zum Fühlen –

„Wenn du ängstlich oder nervös bist, dann atmest du flacher. Das heißt, wenig Atem kommt bis in deinen Bauch. Also wird dein Körper, vor allem dein Gehirn, nicht richtig mit Sauerstoff versorgt, dadurch wirst du aber immer ängstlicher und nervöser und deine Hände fangen an zu kribbeln. Wenn du das bemerkst, z. B. wenn du wütend bist, lege einfach deine Hände auf den Bauch und atme 5 Mal tief durch. Beim Einatmen wird der Bauch rund wie ein Luftballon. Dagegen zieht er sich beim Ausatmen zusammen wie ein zu heiß gewaschener Wollstrumpf. Du wirst sehen, wenn dein Körper ausreichend mit Sauerstoff versorgt ist, fängt dein Gehirn schnell an zu arbeiten und du bist nicht mehr so ängstlich oder wütend und alles klappt viel besser.
Probiere es aus, atme ein paar Mal tief ein und aus.“

– Zeit zum Atmen –

Dann atme wieder ganz normal weiter.

Überleitung

„Was die Igel alles essen, wisst ihr schon. Aber es gibt auch Igel, die man essen kann. Die wollen wir jetzt gemeinsam zubereiten.“

Schokoigel (Backen)

Alter: ab 3 Jahren
Material: 1 großer Topf, 1 kleiner Topf mit Stiel für das Wasserbad, 1 große Schüssel, 2 Backbleche, Backpapier
Zutaten für 5 Kinder: 80 g Mandelstifte, 120 g Cornflakes, 2 Päckchen Vanillezucker, 2 Tafeln Vollmilchschokolade, 2 Tafeln Zartbitterschokolade

Die Spielleitung stellt einen großen, zu ¾ mit Wasser gefüllten Topf auf den Herd und bringt das Wasser zum Köcheln.
Die Kinder zerbrechen die Schokolade, geben die Stücke in den zweiten, kleinen Topf und fügen den Vanillezucker hinzu.
Der Topf wird von ihnen vorsichtig in das Wasserbad gestellt und bleibt dort so lange, bis die Schokolade geschmolzen ist. Umrühren nicht vergessen!
Die Kinder füllen die Mandelstifte und Cornflakes in eine Schüssel.
Danach legen sie Backpapier auf die Backbleche.
Sie gießen die geschmolzene Schokolade zu den Mandeln und Cornflakes, rühren alles kräftig durch und geben esslöffelgroße Portionen auf das Backblech.
Ist alles getrocknet, können die Schokoladenigel gegessen werden.

Mit Inga bei der Apfelernte in Skeredaal

Äpfel sind bei Kindern sehr beliebt. Die knackigen Früchte gibt es in vielen Sorten und Farben. Rote, grüne, gelbe Äpfel hängen an den Bäumen, deren Äste sich oft unter ihrer fruchtigen Last biegen. Im Herbst wird es dann Zeit, die vielen Früchte zu pflücken und für den Winter einzulagern.

Im Autogenen Training begleiten die Kinder Inga bei der Apfelernte, betrachten einen Apfel ganz genau und kochen ein leckeres Apfelgericht.

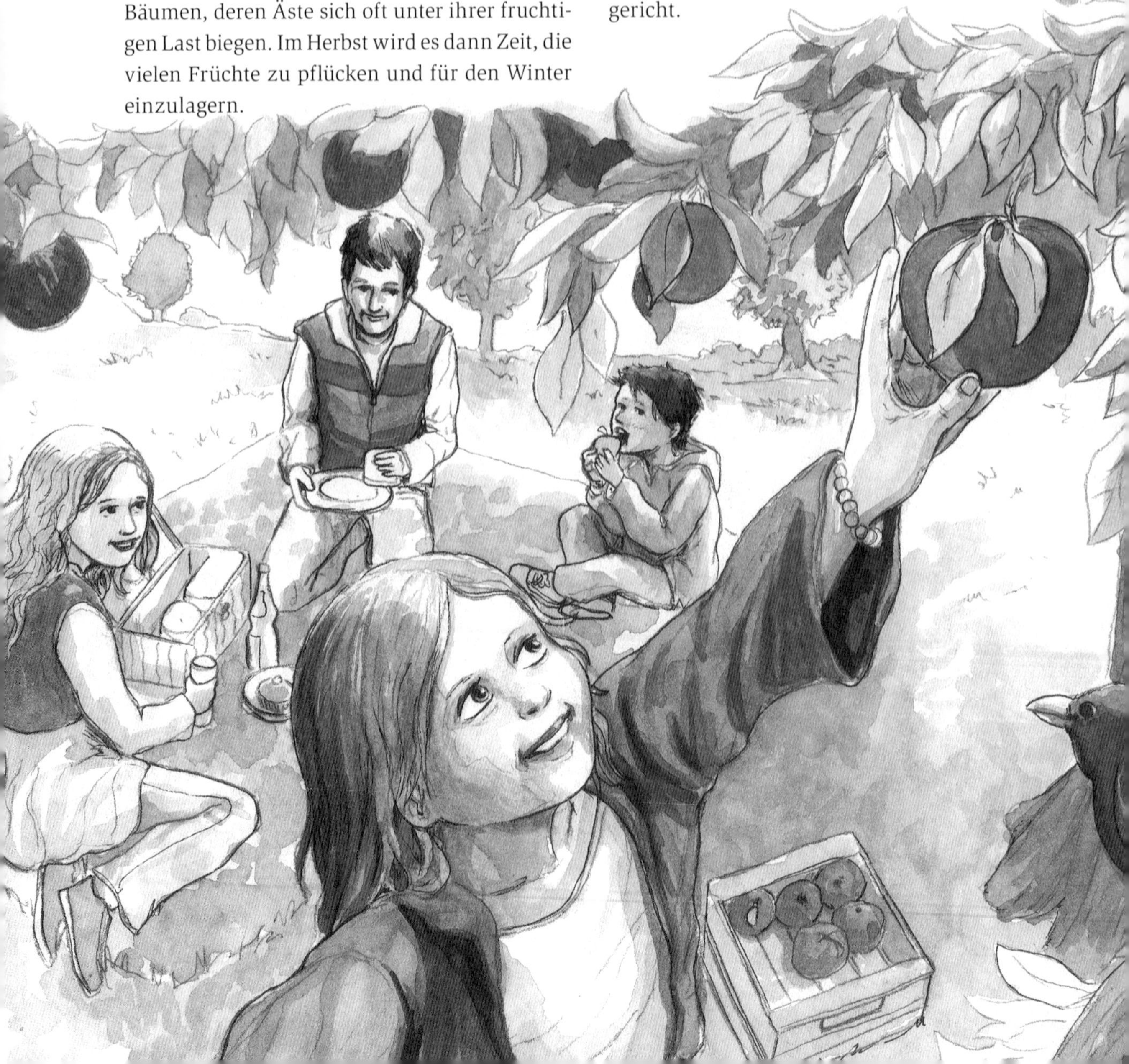

Apfelernte in Skeredaal (AT)

Alter: ab 3 Jahren
Material: 1 Matte und Decke für jedes Kind, evtl. Äpfel als Dekoration

Die Kinder machen es sich auf den Matten bequem, so, wie sie am besten entspannen können – liegend, mit geöffneten oder geschlossenen Augen. Die Spielleitung fordert die Kinder auf, zuerst dreimal tief ein- und auszuatmen, dann wieder normal weiter zu atmen, und liest folgende Geschichte vor:

Die Herbstsonne schickt ihre goldenen Strahlen über Felder und Wiesen. Die Bäume leuchten in bunten Farben. Ganz hinten auf einer Wiese lassen Kinder Drachen steigen. Doch dafür hat Inga keine Zeit. Für Inga ist heute ein besonderer Tag. Es ist Apfelernte in Skeredaal. Inga, ihre Geschwister, ihre Eltern und Großeltern gehen zusammen zu den Obstwiesen, um Äpfel zu ernten. Schwer bepackt mit Kisten und Kästen, laufen sie gemeinsam zu der großen Wiese auf der ein Apfelbaum neben dem anderen steht. Es sind keine großen Apfelbäume und wenn Inga sich auf die Zehenspitzen stellt und reckt und streckt, kann sie sehr gut die Äste erreichen. Inga sucht sich einen ganz kleinen Baum mit leuchtend roten Äpfeln aus. Vorsichtig pflückt sie die Äpfel ab, um den Zweig nicht zu knicken. Behutsam legt sie alle Äpfel in die Kiste. Wirft man sie hinein, bekommen sie Druckstellen und fangen an zu faulen. Das weiß Inga, weil ihre Oma ihr das schon oft erklärt hat. Bald ist Ingas Kiste bis oben hin voll. Äpfel pflücken ist anstrengend und Ingas Arme und Beine sind schwer vom vielen Strecken und Bücken.

(Schwereformel)
Ganz schwer fühlt sich Ingas Körper an.
Alles an Ingas Körper ist ganz schwer.
Schwer fühlen sich Ingas Arme und Beine an.
Ingas Arme und Beine sind ganz schwer.
„Fühlst du, wie schwer die Arme und Beine sind?“

Endlich ist Mittagspause. Alle fleißigen Helfer setzen sich auf eine Decke ins Gras. Mutter hat viele Leckerbissen vorbereitet: gekochte Eier, Würstchen, Kartoffelsalat und knusprige Brötchen. Sogar einen süßen Kuchen hat sie gebacken, als Nachtisch. Alle langen kräftig zu. Frische Luft macht hungrig. Nach dem Mittagessen legt Inga sich ins Gras und träumt ein wenig.

(Ruheformel)
Dabei wird sie ganz ruhig.
Um sie herum ist es angenehm ruhig.
Ganz ruhig wird Inga.
Um sie herum säuselt leise der Herbstwind, während Inga ruhig und entspannt auf der Wiese liegt.

Die Herbstsonne scheint vom Himmel und wärmt mit ihren goldenen Strahlen die kleine Inga.

(Wärmeformel)
Ihr wird mollig warm.
Wohlige Wärme durchzieht ihren Körper.
Wie ein goldener Mantel umhüllen sie die warmen Sonnenstrahlen.
Inga fühlt sich warm und geborgen.

Über ihr, auf dem Ast, sitzt ein kleiner Vogel. Auch er genießt die wärmenden Sonnenstrahlen und zwitschert glücklich vor sich hin. Inga beobachtet ihn eine Weile, wie er so fröhlich pfeift. Ob er wohl im Winter in den warmen Süden zieht? Inga weiß es nicht. Sie bewundert das bunte Federkleid des Vogels und seinen schönen Gesang. *„Vielleicht kennst auch du einen hübschen Vogel, den du dir vorstellen kannst?“*

(Atemformel)
Während sie ihm lauscht, geht ihr Atem ruhig und gleichmäßig.
Ruhig und gleichmäßig fließt ihr Atem durch den Körper.
„Fühle, wie der Atem durch den Körper fließt.“
Sie atmet ruhig und gleichmäßig.

Am Nachmittag sind alle Äpfel gepflückt. Ingas Papa lädt die Kisten auf den Anhänger. Er ist bis oben hin voll. Daheim stellen sie alle Kisten in den Keller. So können sie den ganzen Winter über von den Äpfeln essen.
Als Inga an diesem Abend in ihrem Bett liegt, kommt ihre Mutter zu ihr und bringt ihr eine Tasse warmen Apfelsaft mit Zimt. Es schmeckt herrlich und Inga trinkt ganz vorsichtig in kleinen Schlucken.

(Sonnengeflecht)
Ihr Bauch wird warm von dem Apfelsaft.
Wohlige Wärme strömt in ihren Bauch.
„Fühle, die angenehme Wärme, die in ihren Bauch strömt.“
Ihr Bauch ist angenehm warm.

Als die Tasse leer ist, kuschelt sich Inga fest unter ihre Bettdecke und schließt die Augen. Noch einmal ziehen die Bilder des Tages an ihr vorbei: die Wiese mit den Apfelbäumen, die roten Äpfel, die Herbstsonne und der kleine Vogel auf dem Ast.

– kurze Pause –

Bald ist sie tief und fest eingeschlafen und träumt davon, mit dem kleinen Vogel in den warmen Süden zu fliegen. *„Träume auch du ein wenig!“*

Zum Einschlafen hier aufhören!

(Rücknahme)
Langsam wird es auch für dich Zeit, zurückzukehren.
Ich zähle jetzt langsam von 3 rückwärts.
Bei 0 bist du wieder hellwach und voller Energie:
3 Atme einmal tief durch!
2 Balle die Hände zu Fäusten!
1 Recke und strecke dich!
0 Augen auf und du bist hellwach und voller Energie!

Alle Kinder recken und strecken sich. Sie strampeln mit den Füßen und bewegen die Arme, damit sie wieder richtig wach werden.

Überleitung

„Das war die Geschichte von Inga und der Apfelernte. Als Nächstes machen wir zusammen mit Inga eine kleine Apfelmeditation. Weil ihr aber so lange still wart, dürft ihr erst einmal richtig herumtoben. Lauft durch den Raum, schüttelt eure Arme und Beine, damit sie locker werden, und ab und zu könnt ihr einen kurzen, lauten Schrei ausstoßen.“

Apfelmeditation

Es gibt sehr viele, verschiedene Apfelsorten, allen gemein ist das Kerngehäuse mit Kernen im Innern des Apfels. Bei der Meditation haben die Kinder die Möglichkeit, einen Apfel genauer zu betrachten. Außerdem sollen sie zum Obstessen animiert werden.

Alter: ab 5 Jahren
Material: schöne Äpfel, kleine Messer und Teller bzw. Brettchen in der Anzahl der Kinder

Die Kinder sitzen an einem Tisch. Jedes erhält einen Apfel, einen Teller und ein Messer. Die Kinder legen alles vor sich auf den Tisch. Jetzt liest die Spielleitung die Meditation vor. Im Text gibt es immer wieder Pausen, die zum Meditieren einladen:

Nimm deinen Apfel in die Hand und betrachte ihn genau:
~ *Wie sieht die Schale aus?*
~ *Was für eine Farbe hat sie?*
~ *Ist die Farbe überall gleich?*
~ *Schaue genau hin!*

– Zeit zum Schauen –

Schließe jetzt die Augen und
~ *streiche sanft über die Schale und fühle einfach nur* – **(kurze Pause),**
~ *rieche an deinem Apfel* – **(kurze Pause),**
~ *streiche sanft mit der Schale über deine Wangen* – **(kurze Pause).**
Jetzt kannst du die Augen wieder öffnen.

Mit einem Messer schneidest du den Apfel in zwei Hälften. Betrachte deine beiden Apfelhälften. Was siehst du?
~ *Siehst du die Kerne? Wie sehen sie aus?* – **(kurze Pause)**
~ *Siehst du das Kerngehäuse mit den einzelnen Kammern?* – **(kurze Pause)**
~ *Betrachte auch genau das Fruchtfleisch. Ist es saftig?* – **(kurze Pause)**

Schließe nun die Augen und rieche am Fruchtfleisch. – **(kurze Pause)**
Wie riecht dein Apfel? Riecht er süßlich oder eher säuerlich? – **(kurze Pause)**

Schneide deine Apfelhälften in der Mitte noch einmal durch, sodass du vier Teile hast und betrachte diese wieder.
Vielleicht entdeckst du etwas, das du eben noch nicht gesehen hast. – **(kurze Pause)**

Jetzt schneide das Kerngehäuse heraus und esse deinen Apfel. Es wird ganz anders sein als die anderen Male, als du einen Apfel gegessen hast.

Hinweis

Bei kleineren Kindern schneidet die Spielleitung die Äpfel und verkürzt die Meditation etwas.

Überleitung

„Nun habt ihr euch den Apfel genau betrachtet, deswegen dürft ihr ihn jetzt noch einmal genießen. Gemeinsam bereiten wir einen leckeren Apfelbrei vor."

Apfelbrei (Kochen)

Alter: ab 5 Jahren
Material: 1 Messer und Brettchen für jedes Kind, 1 Flotte Lotte, 1 Schüssel, 1 Topf
Zutaten für 3 Kinder: 6 große Äpfel, etwas Zimt, eine Prise Vanillezucker, ca. 1½ Gläser Wasser, evtl. Apfelsaft

Zuerst waschen die Kinder die Äpfel sorgfältig. Sie schneiden sie auf und entfernen die Kerngehäuse.
Die Äpfel werden nun in grobe Stücke geschnitten. Diese können ruhig groß sein.
Die Kinder werfen die Apfelstücke in einen Topf, gießen ca. 1½ Gläser Wasser darüber und lassen alles kochen, bis die Äpfel richtig weich sind.
Die Flotte Lotte wird auf eine Schüssel gesetzt. Die Spielleitung gießt die weichen Äpfel in die Flotte Lotte und dreht sie durch. Heraus kommt ein fertiger Brei. Wenn er zu dick ist, können die Kinder noch etwas Apfelsaft dazugeben und umrühren.
Anschließend würzen die Kinder den Apfelbrei mit etwas Vanillezucker und Zimt. Nun abkühlen lassen und fertig ist er zum Genießen!
Er passt herrlich zu Pfannkuchen, Waffeln oder Pudding!

Hinweis

Falls es jüngere Kinder in der Gruppe gibt, können diese den älteren bei den Arbeitsschritten helfen.

Der kunterbunte Drachenflieger Florian

Frei und ungebunden mit dem Herbstwind fliegen, das ist für die bunten Drachenflieger das schönste Erlebnis. Hoch oben schweben sie am Himmel und genießen es, wenn der Wind um ihre Nase weht. Sie sind wie bunte Farbtupfer am Himmel.

Im Autogenen Training genießen die Kinder einen Ausflug mit Florian, dem Drachenflieger, entspannen ihre Muskeln bei einer Flugvorbereitung, erwecken einen großen, starken Drachen zum Leben und basteln zum Abschluss einen bunten Drachenflieger.

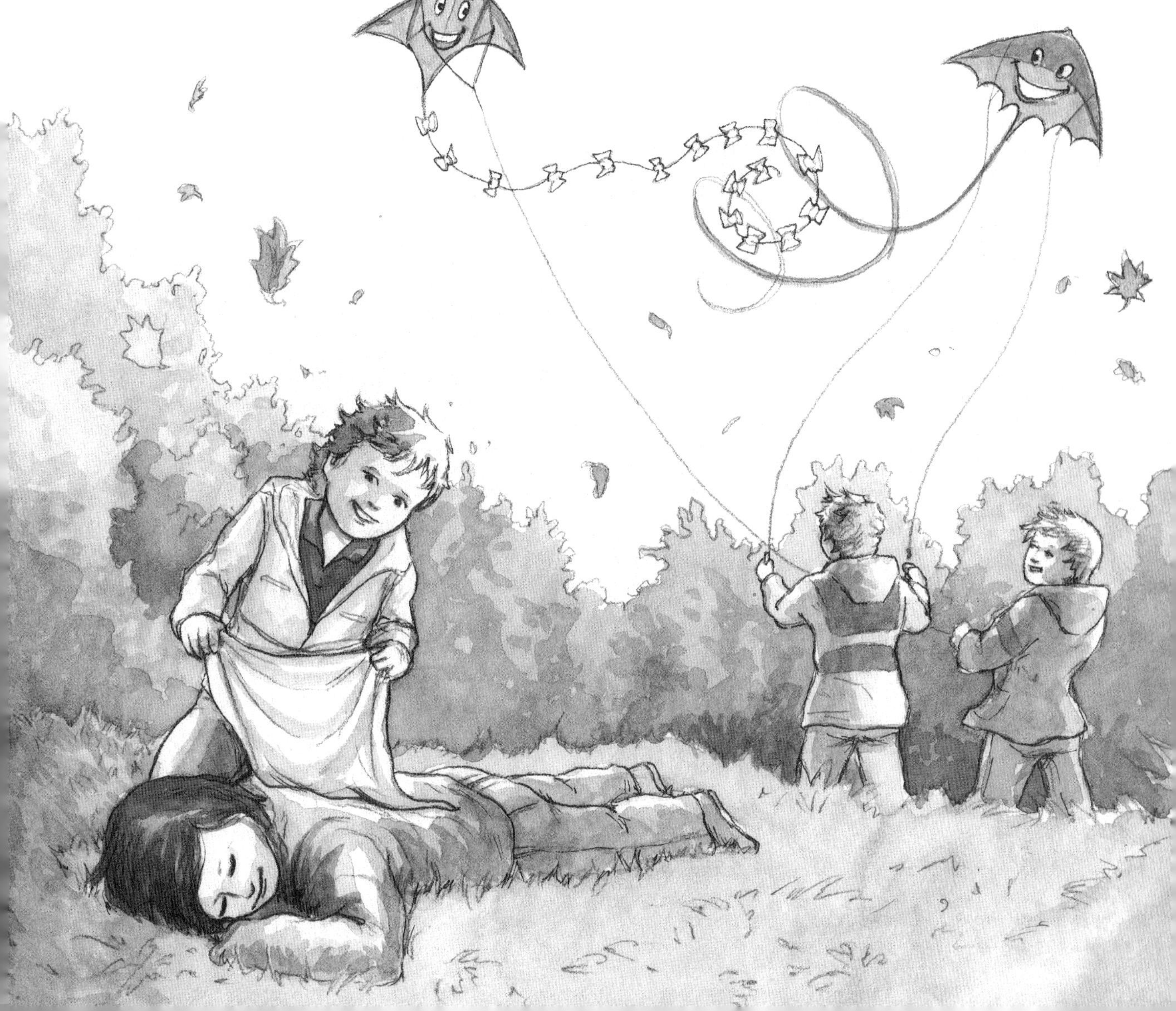

Der Drachenflieger Florian (AT)

Alter: ab 3 Jahren
Material: 1 Matte und Decke für jedes Kind, evtl. bunte Papiere als Dekoration

Die Kinder machen es sich auf den Matten bequem, so, wie sie am besten entspannen können – liegend, mit geöffneten oder geschlossenen Augen. Die Spielleitung fordert die Kinder auf, zuerst dreimal tief ein- und auszuatmen, dann wieder normal weiter zu atmen, und liest folgende Geschichte vor:

Der Drache Florian ist traurig. Den ganzen Sommer über lag er im Keller auf einem alten Schrank. Keiner kümmerte sich um ihn. Dabei wäre er doch so gerne durch die Lüfte geflogen und hätte seinen Schwanz aus bunten Papierfähnchen hinter sich hergezogen. Auf den ist er besonders stolz, weil er so lang und bunt ist. Für einen Drachen ist das sehr wichtig.

(Schwereformel)
Sein ganzer Drachenkörper ist schwer vom Herumliegen.
Ganz schwer ist sein Körper.
Alles an ihm ist schwer.
„Fühlst du, wie schwer der Körper ist?“
An ihm ist alles ganz schwer.
Schwer liegt er auf dem Schrank.

Florian hat die Hoffnung schon aufgegeben, als sich eines Tages die Kellertür öffnet und Thomas hereinspaziert. *„Hallo Florian!“*, ruft er. *„Heute ist ein wunderschöner Herbsttag und ich dachte, du möchtest bestimmt gerne eine Runde mit dem Herbstwind durch die Luft fliegen.”* Natürlich möchte Florian. Er kann es kaum erwarten, bis Thomas ihn endlich vom Regal holt.

Tatsächlich, draußen scheint warm die Sonne vom Himmel. Die Vögel zwitschern zwischen den Zweigen eines Apfelbaumes und es weht ein lauer Herbstwind. *„Genau das richtig Flugwetter!“*, denkt Florian. Thomas hat eine schöne Wiese ausgesucht, von wo aus er Florian in die Lüfte steigen lassen will. Der Drache ist ungeduldig. Kaum lässt Thomas los, erhebt sich Florian auch schon in die Lüfte. Ganz weit nach oben steigt er, hinauf in den klaren, blauen Himmel, der Sonne entgegen.

(Wärmeformel)
Die Sonne wärmt ihn.
Ihm wird ganz warm.
Angenehme Wärme durchströmt ihn.
Alles an ihm ist wohlig warm.
Wohlige Wärme fließt durch seinen Körper.
Ihm ist angenehm warm.

Von hier oben kann er alles sehen. Die Apfelbäume mit ihren roten und gelben Äpfelchen, die grünen Wiesen und die buntgefärbten Laubbäume des Waldes. Ein kleines Bächlein schlängelt sich glitzernd durch die Wiese.

(Ruheformel)
Hier oben ist es ganz ruhig.
Ruhe umgibt Florian.
Ganz ruhig ist es hier oben.
„Spürst du auch die Ruhe?“

Florian genießt seinen Flug. Übermütig fliegt er mal hierhin und mal dorthin. Einige Vögel umkreisen ihn neugierig. So einen großen, bunten Vogel haben sie noch nie gesehen. *„Was für ein herrlicher Herbsttag“*, ruft Florian ihnen freundlich zu, während er sanft durch die Lüfte gleitet.

(Atemformel)
Sein Atem geht ruhig und gleichmäßig.
So ruhig und gleichmäßig wie sein Atem gleitet er durch die Luft.
Sein Atem kommt und geht.
Gleichmäßig fließt sein Atem durch den Körper.
Ruhig und gleichmäßig geht sein Atem.
Er atmet ruhig und gleichmäßig.

Immer wärmer scheint die Sonne. Ihre goldenen Strahlen hüllen Florian fast vollkommen ein. Ein besonders vorwitziger Strahl trifft ihn direkt am Bauch.

(Sonnengeflecht)
Sein Bauch wird ganz warm.
Angenehme Wärme ist in seinem Bauch.
Sein Bauch wird wohlig warm.
Wohlige Wärme strömt in seinen Bauch.
Sein Bauch ist ganz warm.
Angenehm warm ist sein Bauch.

Auf einmal taucht neben ihm ein zweiter Drachen auf. Er ist grün und ähnelt einem Krokodil. Neugierig betrachtet Florian den Artgenossen. *„Hallo, ich heiße Tim!“*, ruft der Drache fröhlich herüber. Florian freut sich, dass er jetzt nicht mehr allein ist. Gemeinsam mit Tim macht es noch mal so viel Spaß. Die beiden rauschen durch die Luft, drehen Pirouetten und schlagen Salto. Danach schweben sie wieder ganz gemächlich.

(Ruheformel)
Der Wind weht ruhig und gleichmäßig.
Angenehm ruhig ist es hier oben.
Die beiden Drachen werden ganz ruhig und entspannen sich.

Noch lange schweben Florian und Tim durch den blauen Herbsthimmel. Irgendwann aber wird es Zeit für Thomas, nach Hause zu gehen, es dämmert schon. Vorsichtig klemmt er sich den Drachen Florian unter den Arm und läuft gemeinsam mit seinem neuen Freund Andreas, der den Drachen Tim fest in der Hand hält, nach Hause. Für den nächsten Tag verabreden sie sich wieder.
So geht das nun Tag für Tag, bis die Herbstwinde abflauen und die Luft kälter wird. Dann ist die Zeit für Drachen vorbei. Florian liegt wieder in seinem Keller. Aber das stört ihn nicht mehr. Er träumt von der warmen Herbstluft, zwitschernden Vögeln und leuchtenden Äpfeln. Vor allem aber träumt er von Tim und davon, dass sie sich im Frühjahr wiedersehen und dann gemeinsam durch die Lüfte streifen.
„Wenn du willst, kannst du auch noch ein wenig träumen. Vielleicht fliegst du ja in deinen Träumen einmal über Wiesen und Felder.“

Zum Einschlafen hier aufhören!

(Rücknahme)
Langsam wird es auch für dich Zeit, zurückzukehren.
Ich zähle jetzt langsam von 3 rückwärts.
Bei 0 bist du wieder hellwach und voller Energie:
3 Atme einmal tief durch!
2 Balle die Hände zu Fäusten!
1 Recke und strecke dich!
0 Augen auf und du bist hellwach und voller Energie!

Alle Kinder recken und strecken sich. Sie strampeln mit den Füßen und bewegen die Arme, damit sie wieder richtig wach werden.

Überleitung

„Das war die Geschichte von Florian, dem Drachenflieger. Als Nächstes machen wir zusammen eine Drachen-Flugvorbereitung. Weil ihr aber so lange still wart, dürft ihr erst einmal richtig herumtoben. Lauft durch den Raum, schüttelt eure Arme und Beine, damit sie locker werden, und ab und zu könnt ihr einen kurzen, lauten Schrei ausstoßen.“

Flugvorbereitung (PME)

Alter: ab 4 Jahren
Material: 1 Matte für jedes Kind

Die Kinder liegen mit dem Rücken auf dem Boden, die Arme liegen dicht neben dem Körper und die Beine sind ausgestreckt. Die Spielleitung liest folgende Geschichte vor:

Der Drache Florian spürt genau, wann der Herbst kommt. Dann kribbelt sein ganzer Körper und er möchte unbedingt fliegen. Nur von dem langen Liegen im Keller sind seine Glieder ganz steif und das ist nicht gut, wenn man federleicht durch die Lüfte gleiten will. Also muss er etwas tun, damit er sich locker und leicht fühlt. Hierzu hat er sich ein paar einfache Übungen ausgedacht.

„Höre genau zu, was Florian machen will, und bei ‚jetzt‘ machst du ihm alles nach.“

Der Drache Florian liegt ausgestreckt auf dem Schrank, die Arme neben dem Körper. Bevor er beginnt atmet er ein paar Mal tief ein und aus.
„Jetzt atmest auch du ein paar Mal tief ein und aus.“

Danach konzentriert sich Florian auf seine Arme. Sie fühlen sich schwer und müde an. Das will Florian ändern. Zuerst stellt er sich im Kopf vor, wie er die Hände zu Fäusten ballt, die Unterarme anwinkelt und die Oberarme fest auf den Boden drückt. Und bei *„jetzt“* macht er es auch.
„Jetzt! 1 … 2 … 3 … 4 … 5 … loslassen!“

Die Arme fühlen sich gleich viel leichter an, doch ganz zufrieden ist Florian noch nicht. Darum wiederholt er die Übung einfach noch einmal.
„Jetzt! 1 … 2 … 3 … 4 … 5 … loslassen!“
Nun ist Florian mit dem Ergebnis zufrieden. Die Arme sind leicht und locker. Florian genießt das eine Weile.

– Zeit zum Spüren –

Danach kommt er zum Gesicht. Manchmal, wenn Florian sich ärgert, ist sein Gesicht ein bisschen verkniffen und angespannt, das gefällt ihm nicht so gut. Bei dieser Übung aber soll er sogar das ganze Gesicht anspannen, wie wenn er in eine Zitrone gebissen hätte. Allerdings achtet er darauf, nicht die Zähne zusammenzubeißen. Er konzentriert sich. Bei *„jetzt“* spannt er sein ganzes Gesicht an.
„Jetzt! 1 … 2 … 3 … 4 … 5 … loslassen!“
Gleich fühlt sich das Gesicht viel glatter an.

Sofort wiederholt Florian die Übung noch einmal.
„Jetzt! 1 … 2 … 3 … 4 … 5 … loslassen!“
Florians Gesicht ist locker und gelöst. Er genießt das noch eine Weile.

– Zeit zum Spüren –

Dann geht er weiter zu den Schulter, dem Bauch und dem Po. Er spürt, an welchen Stellen er auf dem Boden aufliegt.

– Zeit zum Spüren –

Noch fühlt sich dieser Bereich ganz schwer an, doch Florian will dies unbedingt ändern. In Gedanken stellt er sich vor, wie er die Schultern nach hinten auf den Boden drückt, den Bauch anspannt und die Pobacken zusammenkneift. Und weil er ja unbedingt locker werden will, macht er es bei *„jetzt“* auch.
„Jetzt! 1 … 2 … 3 … 4 … 5 … loslassen!“
Alles fühlt sich locker und leicht an.

Das findet Florian so toll, dass er es sofort noch einmal wiederholt.
„Jetzt! 1 … 2 … 3 … 4 … 5 … loslassen!“
Ganz entspannt liegt Florian da und genießt die Entspannung.

– Zeit zum Spüren –

Doch er ist noch nicht am Ende. Die Füße fehlen noch. Ganz schwer liegen sie auf dem Boden. Gerade so, als ob sie überhaupt nicht zu ihm gehören. Florian weiß aber, wie er das ändern kann. Zuerst stellt er sich vor, wie er die Zehenspitzen in Richtung Nase zieht und das gestreckte Bein auf den Boden drückt, und bei *„jetzt“* tut er es dann auch.
„Jetzt! 1 … 2 … 3 … 4 … 5 … loslassen!“
Gleich sind die Beine viel leichter.

Doch Florian reicht das nicht aus. Er möchte sie noch ein bisschen mehr entspannen. Deshalb wiederholt er die Übung.
„Jetzt! 1 … 2 … 3 … 4 … 5 … loslassen!“
Beide Beine sind nun genauso leicht wie der ganze andere Körper.

Eigentlich könnte Florian gleich losfliegen. Der kleine Drache aber will ganz sicher gehen. Deshalb spannt er gleich noch einmal den ganzen Körper an. Die Arme, das Gesicht, die Schultern, den Bauch, den Po und die Beine. Auf „jetzt“ spannt er alles an.
„Jetzt! 1 … 2 … 3 … 4 … 5 … loslassen!“
Nun ist Florian locker, leicht und entspannt. Eigentlich könnte er gleich losfliegen. *„Vielleicht willst auch du ein wenig über Felder und Wiesen fliegen. Was siehst du dort?“*

– Zeit zum Vorstellen –

Zum Einschlafen hier aufhören!

(Rücknahme)
Langsam wird es auch für dich Zeit, zurückzukehren.
Ich zähle jetzt langsam von 3 rückwärts.
Bei 0 bist du wieder hellwach und voller Energie:
3 Atme einmal tief durch!
2 Balle die Hände zu Fäusten!
1 Recke und strecke dich!
0 Augen auf und du bist hellwach und voller Energie!

Alle Kinder recken und strecken sich. Sie strampeln mit den Füßen und bewegen die Arme, damit sie wieder richtig wach werden.

Überleitung

„Ich hoffe, euch hat die Muskelentspannung gefallen. Als Nächstes erwecken wir Drachen. Wie sehen denn richtige Drachen aus? Kennt ihr einen Drachen aus Geschichten? Wie würde euer Drache aussehen? Was können Drachen denn alles?“

– Die Kinder bekommen Zeit zum Erzählen. –

„Jetzt dürft ihr selber ein Drache sein, der am Anfang ganz steif ist und nach und nach zum Leben erwacht. Geht zu zweit zusammen und wir erwecken gemeinsam die großen, starken Drachen.“

Drachen erwecken (Körperfühlübung)

Alter: ab 5 Jahren
Material: 1 Seidentuch bzw. Kreppapier pro Gruppe, evtl. leise Entspannungsmusik

Die Kinder gehen in Zweiergruppen zusammen. Jede Paarung bekommt von der Spielleitung ein Seidentuch. Ein Kind (der Drache) legt sich auf den Bauch. Das andere Kind (der Herbstwind) erhält ein Tuch, mit dem es den Drachen sanft zum Leben erweckt. Während der Geschichte macht die Spielleitung darauf aufmerksam, wann die Drachen sich umdrehen und herumspringen. Nach und nach entsteht eine ganze Drachengruppe, die quicklebendig durch den Raum springt. Die Spielleitung liest folgende Geschichte vor und der Herbstwind streicht entsprechend über den schlafenden Drachen:

Lange liegen die Drachen schon in ihrer Felsenhöhle. Sie spüren ihre einzelnen Körperteile nicht mehr, so steif sind sie. Und sie wären auch noch lange liegen geblieben.

Auf einmal weht ein warmer Herbstwind in ihre Höhle hinein. Er bringt den Geruch von Äpfeln, Trauben, buntem Laub und warmer Herbstsonne mit sich. *„Vielleicht kannst du ihn riechen.“*

– Zeit zum Riechen –

Langsam streicht der Herbstwind über den Kopf, immer und immer wieder.

– kurze Pause –

Ganz sanft wie ein Hauch zieht er weiter und streichelt erst den einen und dann den anderen Arm entlang. Überall, wo der Herbstwind die Drachen berührt, fängt es leicht an zu kribbeln. Gerade so, als ob der Körper wieder zum Leben erwacht. *„Genieße das Streicheln des Windes auf deinen Armen.“*

– kurze Pause –

Nun fährt der Wind sanft mit seinen Armen über den Rücken, von oben nach unten und von unten nach oben. Er macht das so lange, bis der ganze Rücken sanft kribbelt.

– kurze Pause –

Danach streicht er weiter über den Po, die Beine entlang. Erst über das eine und dann über das andere, bis zu den Zehenspitzen. Er macht das ganz langsam, damit das Bein Zeit hat, den Wind zu spüren. Nun fangen auch die Beine an zu kribbeln.

– kurze Pause –

Das ist für die Drachen ein schönes Gefühl. Sie schnurren wohlig und drehen sich auf den Rücken.

– Umdrehen –

Nun kann der Herbstwind auch über das Gesicht streicheln. Hier sind die Drachen viel empfindlicher, deshalb ist der Wind besonders sanft.

– kurze Pause –

Danach wandert er weiter über die Schultern die Arme entlang bis zu den Fingerspitzen. Die Drachen spüren das sanfte Kribbeln des Windes, während er sie berührt.

– kurze Pause –

Auch der Oberkörper und der Bauch werden aufgeweckt. Der wohlig warme Herbstwind streicht wie ein Hauch über Brust und Bauch.

– kurze Pause –

Die Drachen atmen einmal tief ein und aus. Das Streicheln des Windes entspannt sie und gibt ihnen gleichzeitig viel Energie.

– kurze Pause –

Am Ende streicht der Wind noch sanft über beide Beine bis zu den Zehenspitzen, immer und immer wieder.

– kurze Pause –

Der ganze Körper kribbelt nun und ist voller Energie.

– kurze Pause –

Höchste Zeit für die Drachen, einen Ausflug in die bunte Herbstlandschaft zu unternehmen. Kraftvoll spreizen sie ihre Flügel, springen auf und fliegen gemeinsam mit dem Herbstwind durch die Lüfte.

– Alle Drachen fliegen, springen und hüpfen umher. –

Nach Ende der Geschichte werden die Rollen getauscht.

Karl, das Kürbismännchen

Karl, das kleine Kürbismännchen, fühlt sich ganz steif. Die lange Zeit, die sein Kürbiskörper gebraucht hat, um zu wachsen, hat zu vielen Verspannungen geführt.

Gemeinsam mit Karl, den die Kinder selbst gebastelt haben, entspannen sie ihre Muskeln und feiern im Autogenen Training mit Bodo, dem Riesen, das Kürbisfest.

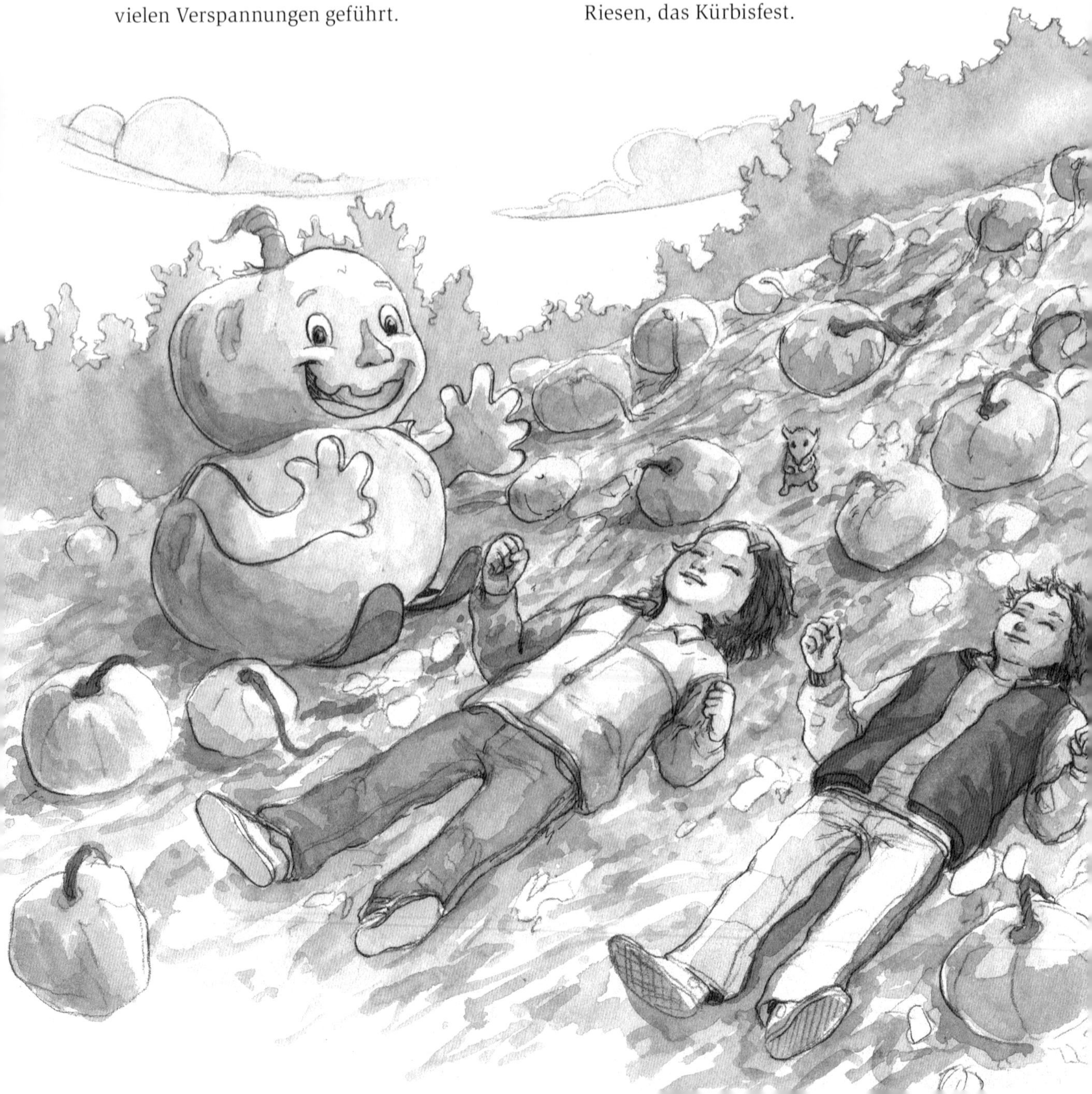

Karl, das Kürbismännchen (Basteln)

Alter: ab 4 Jahren
Material: 1 kleinen und einen etwas größeren Kürbis für jedes Kind, etwas dickere Holzstäbchen mit spitzen Enden, wasserfeste Farben oder Stifte sowie Tonpapier in verschiedenen Farben, Schere und Kleber

Die Kinder nehmen ihre Zierkürbisse und stecken sie mit den Holzstäben aufeinander. Der kleine wird auf den größeren aufgesteckt.
Jetzt malen sie mit den wasserfesten Farben ein lustiges Gesicht oder sonstige Verzierungen auf den Kürbis. Anschließend schneiden sie aus dem Tonpapier Hände und Füße aus und kleben sie an den Kürbis.
Fertig ist Karl, das Kürbismännchen.

Hinweis

Wasserfeste Farben oder Stifte dürfen nicht auf die Kleidung gelangen!

Variante (ab 3 Jahren)

Die Hände und Füße werden schon vorgezeichnet bzw. ausgeschnitten.

Überleitung

„Jeder von euch hat nun ein eigenes Kürbismännchen. Als Nächstes entspannen wir zusammen mit Karl unsere Muskeln. Weil ihr aber so lange still wart, dürft ihr erst einmal richtig herumtoben. Lauft durch den Raum, schüttelt eure Arme und Beine, damit sie locker werden, und ab und zu könnt ihr einen kurzen, lauten Schrei ausstoßen."

Karl entspannt seine Muskeln (PME)

Alter: ab 4 Jahren
Material: 1 Matte für jedes Kind

Die Kinder liegen mit dem Rücken auf dem Boden, die Arme liegen dicht neben dem Körper und die Beine sind ausgestreckt. Die Spielleitung erzählt folgende Geschichte:

Karl, das Kürbismännchen, ist ganz steif und starr. Die lange Zeit, die sein Kürbiskörper gebraucht hat, um zu wachsen, hat zu vielen Verspannungen geführt. Es ist höchste Zeit, diese Verspannungen zu lösen, sodass Karl wieder ganz locker und entspannt ist. *„Wenn du möchtest, kannst du gerne mitmachen. Höre genau zu, was Karl dir vormacht, und wenn du das Wörtchen ‚jetzt' hörst, machst du es einfach nach."*

Karl liegt mürrisch auf dem Feld. Das kommt daher, dass er so verspannt ist. Aber, das wird er jetzt ändern. Er atmet ein paar Mal tief ein und aus. Beim Einatmen wird sein Bauch groß und rund, beim Ausatmen ganz flach.
„Jetzt atmest auch du tief ein und aus."

Er ballt die rechte Hand zur Faust, winkelt den Arm an und drückt den Oberarm fest auf den Boden. Nach einer Weile lässt er wieder locker und legt seinen Arm neben seinen Körper.
„Jetzt! 1 … 2 … 3 … 4 … 5 … loslassen!"

„Noch einmal tief durchatmen und dann wiederholst du das Ganze."
„Jetzt! 1 … 2 … 3 … 4 … 5 … loslassen!"
Der rechte Arm ist viel leichter als der linke und das gefällt Karl gut. *„Sicher gefällt es auch dir."*
Nun ist der rechte Arm entspannt und locker.

– Zeit zum Spüren –

Und weil der andere Arm sich auch entspannen will, ballt Karl die linke Hand zur Faust, winkelt den Arm an und drückt den Oberarm fest auf den Boden. Dann lässt er locker, der Arm fällt nach unten. *„Du kannst das auch."*
„Jetzt! 1 … 2 … 3 … 4 … 5 … loslassen!"

Nachdem er tief durchgeatmet hat, wiederholt Karl die Übung. *„Mache es ihm einfach nach."*
„Jetzt! 1 … 2 … 3 … 4 … 5 … loslassen!"
Beide Arme sind ganz locker und Karl könnte hüpfen vor Glück. Das fühlt sich richtig toll an. Er freut sich darüber, dass sich seine Muskeln entspannen, weil ihm das auch gut tut.
Eine Weile liegt er ganz ruhig und spürt nur seine leichten Arme.

– Zeit zum Spüren –

Als Nächstes ist das Gesicht an der Reihe. Erst überlegt Karl, wie man wohl am besten das Gesicht anspannt. Da kommt ihm eine Idee! Er stellt sich einfach die Grimassen der Kürbisgesichter an Halloween vor.
Karl zieht genau so eine Grimasse. Er streckt sogar noch die Zunge heraus. In Gedanken zählt er langsam bis 5. Die Zunge rutscht wieder zurück in den Mund und das Gesicht ist entspannt. *„Sicher kennst du auch eine lustige Grimasse, die du machen kannst.* ***Also, Achtung … fertig …!"***
„Jetzt! 1 … 2 … 3 … 4 … 5 … loslassen!"
„Toll", denkt Karl.

„Das mache ich gleich noch einmal. Am besten, du machst gleich mit."
„Jetzt! 1 … 2 … 3 … 4 … 5 … loslassen!"
Das Gesicht fühlt sich nun viel glatter an.
Karl liegt ruhig da, atmet tief ein und aus.

– Zeit zum Spüren –

Fehlen noch Schultern, Bauch und Po. Karl überlegt kurz. Die Übung ist ganz einfach zu merken. Er drückt die Schultern auf den Boden, spannt den Bauch an und kneift die Pobacken zusammen. *„Hast du es dir gemerkt? Schultern nach unten drücken, Bauch anspannen und Po zusammenkneifen."*
„Also, Achtung … fertig …!"
„Jetzt! 1 … 2 … 3 … 4 … 5 … loslassen!"
Nach der Anstrengung schnauft Karl erst einmal tief durch.

Doch sofort wiederholt er alles.
„Achtung … fertig …!"
„Jetzt! 1 … 2 … 3 … 4 … 5 … loslassen!"
Auch seine Schultern, der Bauch und der Po sind jetzt locker.

– Zeit zum Spüren –

Was fehlt noch? Die Füße und die Beine.
Das kann Karl natürlich nicht zulassen. Sonst fühlen sich seine Füße und Beine ja benachteiligt. Also will er etwas dagegen tun.
Als Erstes sind der rechte Fuß und das rechte Bein an der Reihe. Er zieht die Zehen nach oben zur Nasenspitze und drückt den angezogenen Fuß mit der Ferse fest auf den Boden. Langsam zählt er bis 5 und lässt dann wieder locker. *„Jetzt bist du dran."*
„Achtung … fertig …!"
„Jetzt! 1 … 2 … 3 … 4 … 5 … loslassen!"
Das rechte Bein und der rechte Fuß sind schon etwas entspannter, aber es könnte noch ein kleines bisschen besser sein.

Also spannt Karl noch einmal an.
„Mach gleich mit!"
„Jetzt! 1 ... 2 ... 3 ... 4 ... 5 ... loslassen!"
Karl wackelt kurz mit den Zehen des rechten Fußes und geht dann weiter zum linken Fuß und linken Bein.

Auch der linke Fuß und das linke Bein wollen sich entspannen und sind schon ganz ungeduldig. Karl tut ihnen den Gefallen. Er zieht die Zehen nach oben und drückt die Ferse fest auf den Boden. *„Langsam bis 5 zählen und loslassen. Und jetzt du!"*
„Achtung ... fertig ...!"
„Jetzt! 1 ... 2 ... 3 ... 4 ... 5 ... loslassen!"
Karl atmet einmal tief ein und aus.

Dann wiederholt er die Übung.
„Achtung ... fertig ...!"
„Jetzt! 1 ... 2 ... 3 ... 4 ... 5 ... loslassen!"

Der ganze Körper ist entspannt und Karl fühlt sich richtig wohl. Die Entspannung hat ihm gut getan. Seine Muskeln fühlen sich nun leichter und frischer an.

Jetzt kann das Halloweenfest kommen.

Zum Einschlafen hier aufhören!

(Rücknahme)
Langsam wird es auch für dich Zeit, zurückzukehren.
Ich zähle jetzt langsam von 3 rückwärts.
Bei 0 bist du wieder hellwach und voller Energie:
3 Atme einmal tief durch!
2 Balle die Hände zu Fäusten!
1 Recke und strecke dich!
0 Augen auf und du bist hellwach und voller Energie!

Alle Kinder recken und strecken sich. Sie strampeln mit den Füßen und bewegen die Arme, damit sie wieder richtig wach werden.

Überleitung

„Jetzt springt, hüpft und tobt ihr noch etwas wie rollende Kürbisse durch den Raum und legt euch danach wieder hin, um der Geschichte vom Riesen Bodo zu lauschen."

Kürbisernte mit Riese Bodo (AT)

Alter: ab 3 Jahren
Material: 1 Matte und Decke für jedes Kind, evtl. Zierkürbisse als Dekoration

Die Kinder machen es sich auf den Matten bequem, so, wie sie am besten entspannen können – liegend, mit geöffneten oder geschlossenen Augen. Die Spielleitung fordert die Kinder auf, zuerst dreimal tief ein- und auszuatmen, dann wieder normal weiter zu atmen, und liest folgende Geschichte vor:

Der Riese Bodo lebt zurückgezogen in einer Höhle hoch in den Bergen. Die Menschen mögen Bodo nicht, weil er so groß ist und so furchteinflößend aussieht. Dabei ist Bodo nett und freundlich zu jedem, dem er begegnet. Am liebsten mag er die Tiere. Alle Tiere sind seine Freunde, von der kleinen Maus bis hin zu dem prächtigen Hirsch. Sie alle lieben ihn. Fühlt Bodo sich einsam, dann lädt er einfach die Tiere des Waldes zu sich ein.
Wenn der Herbst hereinbricht und die Blätter von den Bäumen fallen, dann wird es Zeit für das Kürbisfest. Eine von Bodos Lieblingsspeisen ist nämlich Kürbissuppe. Davon könnte er einen ganzen großen Kessel alleine essen. Weil er aber

so nett ist, lädt er seine Freunde, die Tiere, auch ein. Dafür braucht er viele dicke, runde Kürbisse. Hinter Bodos Höhle ist ein riesiges Feld mit gewaltigen Kürbissen. Keuchend schleppt Bodo einige von ihnen an das Lagerfeuer.

(Schwereformel)
Vom Schleppen werden seine Arme ganz schwer.
Alles an Bodo ist schwer vom Schleppen.
Die Kürbisse sind ganz schwer.
Immer schwerer und schwerer werden Bodos Arme und Beine.
Vor Anstrengung wird alles an Bodo ganz schwer.
„Hast du auch schon einmal etwas Schweres getragen?"

Über dem flackernden Feuer hängt ein mächtiger Eisenkessel. Darin kocht Bodo seine Suppe. Geduldig schneidet er jeden Kürbis auf, holt das Fruchtfleisch heraus und wirft es in den Kessel.

(Wärmeformel)
Vor dem Feuer wird ihm ganz warm.
Das Feuer wärmt Bodo.
Bodo wird es ganz warm.
Von der Anstrengung und dem Feuer wird Bodo ganz warm.
Ganz warm wird Bodo.
Eine wohlige Wärme durchströmt Bodo.

Endlich sind alle Kürbisse kleingeschnipselt und kochen in dem riesigen Kessel. Ein köstlicher Geruch weht durch den Wald. Schnuppernd nähern sich die Rehe, auch der edle Hirsch kommt angetrabt. Familie Maus bringt gleich ihre winzigen Suppenschüsseln mit und das kleinste Mäusekind hält einen großen Holzlöffel in der Hand. Sogar die Eule fliegt herbei, obwohl es noch gar nicht richtig dunkel ist. Alle kommen, um beim Kürbisfest dabei zu sein. Bodo freut sich, als er seine Freunde sieht. Gemeinsam setzen sie sich um das Lagerfeuer und warten. Als die kleine Maus vor Ungeduld beinahe ihren Holzlöffel fallen lässt, gibt Bodo das Startzeichen und jeder füllt sich seine Schüssel mit heißer, wohlriechender Kürbissuppe.

(Sonnengeflecht)
Der Bauch wird ganz warm von der Suppe.
Die Suppe macht den Bauch wohlig warm.
Angenehme Wärme strömt in den Bauch.
Der Bauch ist ganz warm.
„Fühle die Wärme im Bauch."
Von der Suppe wird der Bauch wohlig warm.

Als alle satt sind, sitzen sie noch gemütlich am Feuer und erzählen Geschichten. Die schönsten Geschichten aber kann der Wind erzählen. Er hat viele ferne Länder gesehen und wenn die Tiere die Augen schließen, dann ist es fast so, als ob sie selbst mit dem Wind in die weite Welt fliegen könnten. *„Stell auch du dir einen schönen Platz vor, an dem du gerne wärst?"*

Zum Einschlafen hier aufhören!

(Rücknahme)
Langsam wird es auch für dich Zeit, zurückzukehren.
Ich zähle jetzt langsam von 3 rückwärts.
Bei 0 bist du wieder hellwach und voller Energie:
3 Atme einmal tief durch!
2 Balle die Hände zu Fäusten!
1 Recke und strecke dich!
0 Augen auf und du bist hellwach und voller Energie!

Alle Kinder recken und strecken sich. Sie strampeln mit den Füßen und bewegen die Arme, damit sie wieder richtig wach werden.

Viktor, die fleddrige Vogelscheuche

Vogelscheuchen haben viel Arbeit. Tag für Tag stehen sie auf den Feldern und verscheuchen die vorwitzigen Vögel. Ihre Arme aus Stroh sind weit ausgestreckt und sie trotzen Wind und Wetter.

Im Autogenen Training lernen die Kinder Viktor, die Vogelscheuche, kennen. Sie gönnen sich eine knisternde Strohmassage mit Lina Maus, der kleinen Freundin von Viktor, und spüren bei einer Körperfühlübung den steifen Gliedern einer Vogelscheuche nach.

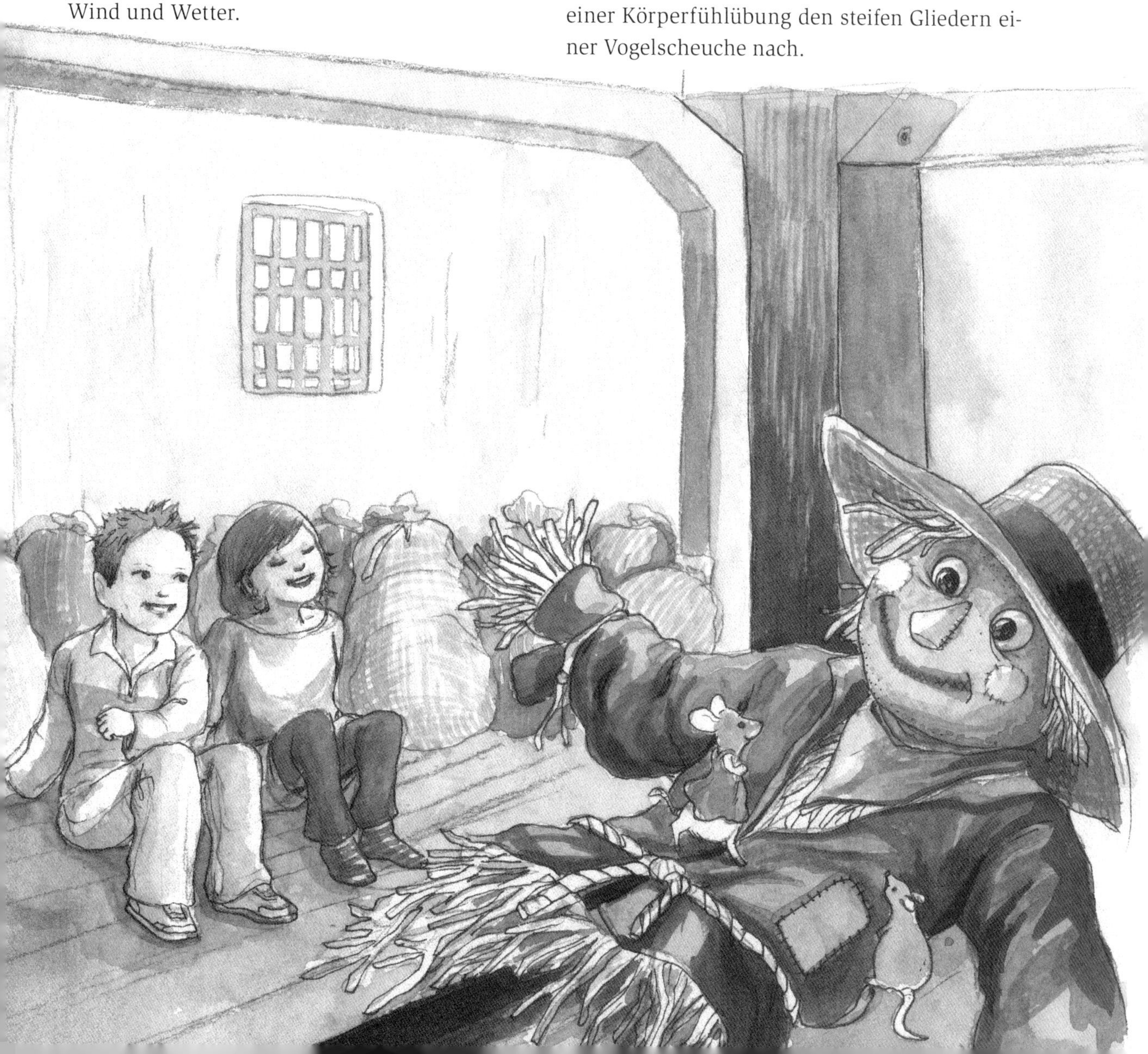

Viktor, die Vogelscheuche (AT)

Alter: ab 3 Jahren
Material: 1 Matte und Decke für jedes Kind, evtl. etwas Stroh als Dekoration

Die Kinder machen es sich auf den Matten bequem, so, wie sie am besten entspannen können – liegend, mit geöffneten oder geschlossenen Augen. Die Spielleitung fordert die Kinder auf, zuerst dreimal tief ein- und auszuatmen, dann wieder normal weiter zu atmen, und liest folgende Geschichte vor:

Das ganze Jahr über steht Viktor, die Vogelscheuche auf dem Feld. Im Frühjahr kann er sehen, wie den Bäumen ein grünes Blätterkleid sprießt, im Sommer lässt er sich die Sonne auf seinen Strohkopf scheinen und im Herbst beobachtet er die vielen bunten Blätter, die lustig durch die Luft wirbeln. Nur wenn die Nächte kälter werden, dann gefällt es Viktor gar nicht mehr auf seinem Feld. Am Morgen ist sein Strohkleid ganz nass und schwer.

(Schwereformel)
Ganz schwer wird Viktors Strohkleid.
Alles an Viktor wird ganz schwer.
Arme und Beine werden ganz schwer.
„Fühle die Schwere in Viktors Armen und Beinen."
Schwer fühlt sich Viktors Strohkleid an.
Alles an Viktor ist ganz schwer.

Bauer Herbert weiß das und holt Viktor im Spätherbst zu sich auf den Bauernhof, damit er im Winter ein warmes Plätzchen hat. Darüber freut sich Viktor ganz besonders, denn dann trifft er Lina, die Maus wieder. Sie wohnt auch im Speicher des Bauernhofes. Und während draußen der kalte Herbstwind um die Häuserecken pfeift und von baldigem Schnee und Eis erzählt, machen es sich beide im Speicher gemütlich und erzählen sich Geschichten. Lina kuschelt sich in Viktors Strohkleid. Da hat sie es schön warm und gemütlich.

(Wärmeformel)
Lina wird ganz warm unter Viktors Strohkleid.
Warm und kuschelig hat es Lina.
Angenehme Wärme umhüllt Lina.
Wohlig warm ist es in dem Stroh.
Lina ist es angenehm warm.
Wohlige Wärme durchströmt Lina.

Viktor erzählt, wie er im Frühjahr einen ganzen Schwarm frecher Krähen, die das Saatkorn fressen wollten, auf einmal verjagt hat. Darauf ist er sehr stolz, denn das schafft schließlich nicht jeder. Lina liebt Viktors Geschichten. Wenn er erzählt, dann ist es fast so, als ob sie selbst dabei gewesen wäre.
Und während sie so im Stroh liegt und lauscht, wird Lina auf einmal ganz müde.

(Atemformel)
Ihr Atem geht ruhig und gleichmäßig.
Während sie Viktors Erzählungen lauscht, geht ihr Atem ruhig und gleichmäßig.
Ruhig und gleichmäßig fließt ihr Atem durch den Körper.
Ihr Atem kommt und geht.
Ganz ruhig und gleichmäßig kommt und geht ihr Atem.
„Fühle, wie der Atem durch den Körper fließt."

Lächelnd blickt Viktor auf seine friedlich schlafende Freundin. Es macht ihn froh, dass er während des Winters nicht alleine ist, sondern jemanden hat, der mit ihm lacht, mit ihm Scherze macht und seinen Geschichten lauscht. Es ist schön, wenn man Freunde hat.

(Sonnengeflecht)
Beim Gedanken an Lina wird sein Bauch ganz warm.
Angenehme Wärme strömt in seinen Bauch.
Ganz warm wird sein Bauch.
„Spürst du, wie warm der Bauch wird.
Der ganze Bauch wird wohlig warm."
Wohlige Wärme ist in Viktors Bauch.

„Vielleicht erinnerst du dich auch an ein schönes Erlebnis, das du einmal mit einem Freund oder einer Freundin hattest. Dann wird dir bestimmt auch ganz warm im Bauch."

Zum Einschlafen hier aufhören!

(Rücknahme)
Langsam wird es auch für dich Zeit, zurückzukehren.
Ich zähle jetzt langsam von 3 rückwärts.
Bei 0 bist du wieder hellwach und voller Energie:
3 Atme einmal tief durch!
2 Balle die Hände zu Fäusten!
1 Recke und strecke dich!
0 Augen auf und du bist hellwach und voller Energie!

Alle Kinder recken und strecken sich. Sie strampeln mit den Füßen und bewegen die Arme, damit sie wieder richtig wach werden.

Überleitung

„Habt ihr schon einmal eine Vogelscheuche gesehen? Was meint ihr, wie sieht sie denn aus? Kennt ihr eine Geschichte mit einer Vogelscheuche (Zauberer von Oz)?"

– Die Kinder bekommen Zeit zum Erzählen. –

„Als Nächstes geht ihr zu zweit zusammen und wir machen eine knisternde Strohmassage."

Linas knisternde Strohmassage

Alter: ab 3 Jahren
Material: 1 Matte für jeweils 2 Kinder

Jeweils zwei Kinder tun sich zusammen. Ein Kind liegt auf dem Bauch oder sitzt mit zugewandtem Rücken vor dem anderen Kind. Dieses massiert den Rücken des Kindes nach Vorgabe der Geschichte. Die Spielleitung liest:

Warm eingekuschelt liegt Lina in Viktors Strohkleid.
(Hinweis für die Kinder: *„Handflächen mitten auf den Rücken legen."*)

Auf einmal wird sie wach und reckt und streckt sich.
(Hinweis für die Kinder: *„Den Rücken mit den Handflächen zur Seite hin ausstreichen."*)

Vorsichtig krabbelt sie im Stroh herum.
(Hinweis für die Kinder: *„Mit den Fingerspitzen über den Rücken krabbeln."*)

Sie scharrt ein wenig hier und ein wenig da.
(Hinweis für die Kinder: *„An verschiedenen Stellen mit den Fingerspitzen vorsichtig über den Rücken scharren."*)

Wieder reckt und streckt sie sich.
(Hinweis für die Kinder: *„Mit den Handflächen über den Rücken streichen."*)

Danach zupft sie das Stroh zurecht, damit kein Loch entsteht.
(Hinweis für die Kinder: *„Mit den Händen den Rücken kneten."*)

Sie wuselt mal hierhin und mal dahin.
(Hinweis für die Kinder: *„Mit den Fingerspitzen über den Rücken trippeln."*)

Überall zupft und zerrt sie am Stroh und an den alten Kleidern von Viktor.
(Hinweis für die Kinder: *„Mit den Händen den Rücken kneten."*)

Bald ist alles an Viktor wieder schön ordentlich.
(Hinweis für die Kinder: *„Von oben nach unten mit den Handflächen über den Rücken streichen."*)

Darüber freut sich Viktor sehr und grinst breit.
(Hinweis für die Kinder: *„Mit der Handkante in einem Bogen über den Rücken fahren."*)

Die Massage kann beliebig oft wiederholt werden. Viele Kinder lassen sich gerne zwei- bis dreimal massieren.

Möglicher Wiederholungssatz am Ende:
„Und am nächsten Abend schläft Lina wieder bei Viktor."

Nach Ende der Geschichte werden die Rollen getauscht.

Überleitung

„Die kleine Maus Lina ist warm und kuschelig. Was glaubt ihr, welche Farbe ihr Fell hat? Was frisst Lina wohl im Winter?"

– Die Kinder bekommen Zeit zum Erzählen. –

„Als Nächstes könnt ihr spüren, wie es ist, eine steife Vogelscheuche zu sein. Achtet auf eure einzelnen Körperteile und eure Bewegungen."

Steif wie eine Vogelscheuche (Körperfühlübung)

Alter: ab 5 Jahren
Material: 1 Matte für jedes Kind

Die Kinder liegen mit dem Rücken auf dem Boden, die Arme neben dem Körper und die Beine ausgestreckt. Bei dieser Übung spüren die Kinder die einzelnen Körperteile und Bewegungsabläufe. Die Spielleitung sorgt immer für genug Pausen zwischen den einzelnen Schritten. Sie liest nachfolgende Geschichte vor und lässt den Kindern viel Zeit zur Bewegung:

Wenn die kalten Herbstnächte anbrechen, ist Viktor am Morgen ganz steif. Dann muss er erst einmal seinen ganzen Körper wieder beweglich machen.

Er fängt mit dem Kopf an. Langsam bewegt er ihn hin und her, immer wieder.

– kurze Pause –

Dann hebt er ihn einmal kurz an und legt ihn wieder vorsichtig ab. Er spürt genau die Bewegung im Nacken.

– kurze Pause –

Nach dem Kopf folgen die Arme und Hände. Er ballt beide Hände zu Fäusten und löst sie wieder. Auch hier spürt er die Bewegungen in den Fingergelenken.

– kurze Pause –

Dann hebt er beide Arme leicht an, winkt mit beiden Händen und legt sie wieder ab.
Jetzt braucht Viktor eine kurze Ruhepause. Er atmet ein paar Mal tief ein und aus.

– kurze Pause –

Danach richtet er langsam seinen Oberkörper auf, bis er sitzt.

– kurze Pause –

Er dreht den Oberkörper erst nach links und dann nach rechts. Dabei spürt er in der Hüfte die Drehung. Sofort dreht er sich noch einmal.

– kurze Pause –

Während er sitzt, fühlt er seinen Po. Viktor hüpft ein paar Mal auf seinem Po hin und her. So spürt er ihn noch viel deutlicher.

– kurze Pause –

Als Nächstes wackelt er mit den Zehen, erst rechts und dann links. Das ist sehr lustig. Vor allem, als Viktor versucht, jeden Zeh einzeln zu bewegen. Das klappt nicht bei allen, denn viele lassen sich nur zusammen bewegen. Er spürt die Bewegung der Zehen in den ganzen Beinen.

– kurze Pause –

Nach dieser Übung traut sich Viktor, sich auf seine Füße zu stellen. Sie sind noch ganz steif.

– kurze Pause –

Langsam versucht er, die Knie zu beugen. Immer weiter geht er nach unten und dann wieder nach oben. Er spürt genau die Bewegung des Kniegelenks. Das macht er ein paar Mal.

– kurze Pause –

Danach fühlt er sich wieder so gelenkig, dass er mit Wonne die vielen Vögel vom Feld verscheuchen kann. Er springt fröhlich herum und tanzt von einem Bein auf das andere.

Hinweis

Bei dieser Übung spüren die Kinder nicht nur ihre Körperteile, sondern auch bestimmte Bewegungsabläufe. Auch jüngere Kinder können hierbei mitmachen, werden aber nicht alle Übungen genau nachmachen können.

Birte Blatt auf Windes Schwingen

Im Herbst färben sich die Blätter bunt und fallen von den Bäumen. Der ganze Waldboden ist mit bunten Blättern bedeckt. Diese bieten den kleineren Tieren Schutz und sind eine natürliche Düngung für den Boden.

Im Autogenen Training begleiten die Kinder das kleine, rote Blatt Birte auf einer großen Reise, fühlen die Blätter auf ihrer Haut bei einer Körperfühlübung, gönnen sich eine Herbstblattmassage und basteln Blätterraupen.

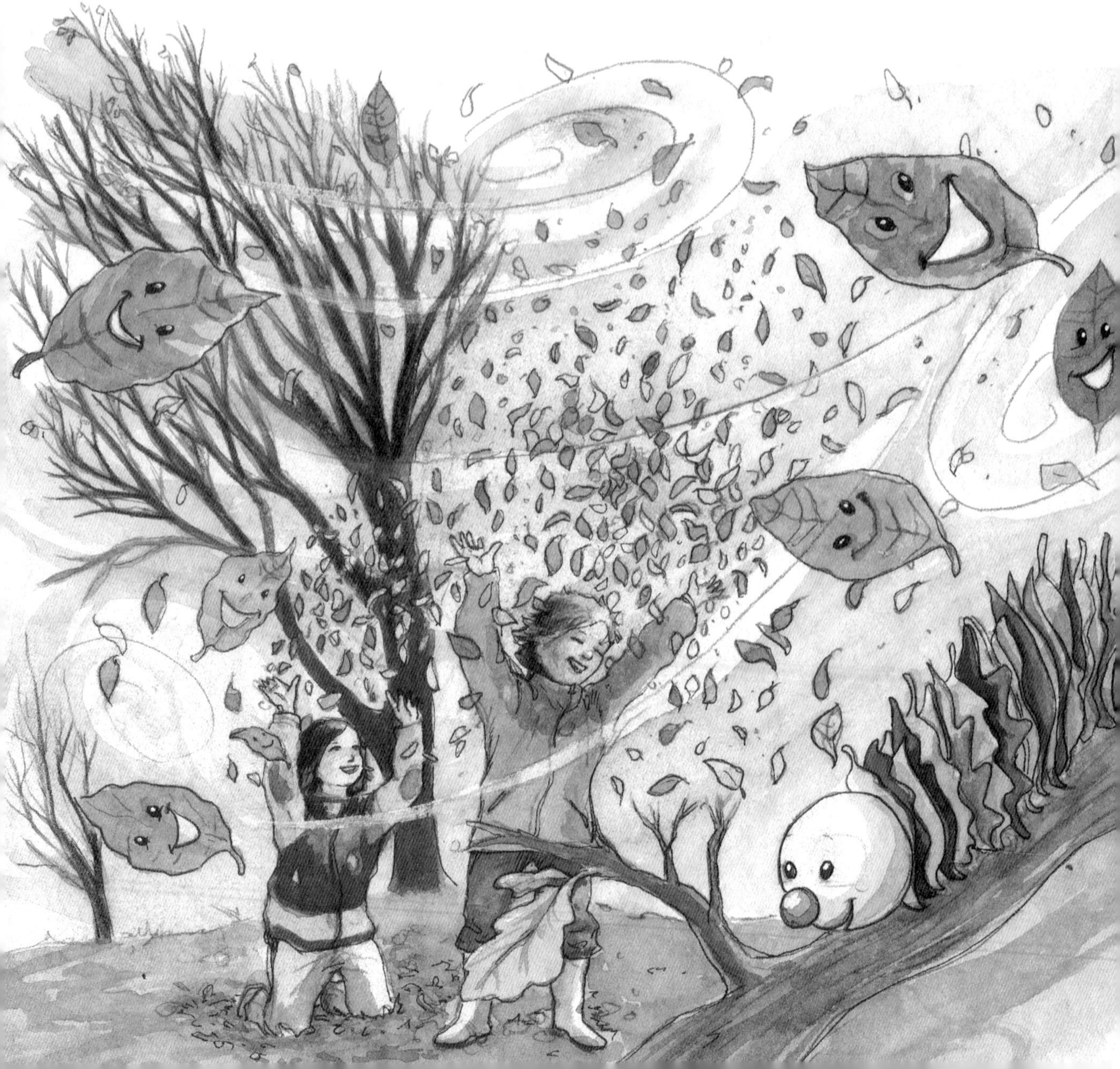

Birte Blatt auf Reisen (AT)

Alter: ab 3 Jahren
Material: 1 Matte und Decke für jedes Kind, evtl. bunte Blätter als Dekoration

Die Kinder machen es sich auf den Matten bequem, so, wie sie am besten entspannen können – liegend, mit geöffneten oder geschlossenen Augen. Die Spielleitung fordert die Kinder auf, zuerst dreimal tief ein- und auszuatmen, dann wieder normal weiter zu atmen, und liest folgende Geschichte vor:

Der ganze Wald ist bunt gefärbt. Die Blätter leuchten in allen Farben. Daran sieht man, dass es Herbst wird. Alle Blätter bereiten sich darauf vor, von den Bäumen zu fallen. Im Frühjahr und während des Sommers haben sie die Bäume geschmückt. Sie raschelten im Wind, lachten mit den Vögeln und bei Nacht bestaunten sie den silbernen Mond. Nun aber wird es Zeit für sie, ihren angestammten Platz zu verlassen.
Hoch oben auf einer Buche hängt ein besonders schönes Blatt. Es ist Birte Blatt. Ganz dunkelrot leuchtet sie in der Herbstsonne. *„Ich bleibe noch eine Weile hier“*, denkt sich Birte. *„Sollen doch die anderen herunterfallen. Das ist mir egal.“* Und so klammert sie sich Tag für Tag an seinen Ast hoch oben auf der Buche.

(Schwereformel)
Es ist anstrengend, sich am Baum festzuhalten.
Das Blatt fühlt sich ganz schwer.
Alle Muskeln sind schwer.
Schwere ist in dem Blatt.
Es fühlt, wie alles an ihm ganz schwer wird.
Schwere zieht durch das Blatt.

Alle anderen Blätter liegen schon am Boden, spielen mit den Mäusen oder lassen sich vom Wind herumwirbeln. Nicht so die dunkelrote Birte auf der Baumspitze. Sie genießt hoch oben die Strahlen der warmen Herbstsonne.

(Wärmeformel)
Birte wärmt sich an den letzten Sonnenstrahlen.
Angenehme Wärme umhüllt das Blatt.
Es wird ganz warm.
Die Sonne wärmt das rote Blatt.
Wohlige Wärme durchzieht das Blatt.
Birte wird ganz warm.

Auf einmal kommt Wind auf. Er zerrt und zieht an dem Blatt. Immer fester klammert sich Birte an ihren Ast. *„Lieber Wind“*, ruft sie, *„lieber Wind, du darfst mich nicht so schütteln. Ich möchte doch so gerne hoch oben auf meinem Baum bleiben.“* Der Wind bläst noch heftiger. *„Wenn es Herbst wird, dann fallen die Blätter von den Bäumen“*, säuselt er. *„So ist das Jahr für Jahr.“ „Ich will aber nicht herunterfallen. Hier oben ist es viel schöner. Von hier aus kann ich den ganzen Wald und sogar bis zu den Bergen sehen.“* Die rote Birte klammert sich weiter an den Ast. *„Pass mal auf, kleines Blatt!“*, ruft der Wind. *„Wenn du so gerne die Welt von oben sehen willst, mache ich dir einen Vorschlag. Setze dich auf meine Flügel und ich fliege mit dir einmal zu den Bergen und zurück. Dann hast du alles gesehen und kannst dich beruhigt zu deinen Geschwistern auf den Boden legen.“* Vor Begeisterung wird Birte Blatt dunkelrot. Schnell setzt sie sich auf die Flügel des Windes und lässt sich durch die Lüfte tragen.

(Atemformel)
Ruhig und gleichmäßig schwebt Birte mit dem Wind dahin.
Ihr Atem geht ruhig und gleichmäßig.
Sanft und ruhig gleitet sie durch die Lüfte.
Ruhig und gleichmäßig fließt ihr Atem.
Der Atem fließt wie der Wind, ruhig und gleichmäßig.
Ruhig und gleichmäßig schwebt sie über den Wald.

Nun sieht Birte Blatt den bunten Herbstwald unter sich. Sie entdeckt winzige Dörfer, Städte und Flüsse. *„Kannst du dir vorstellen, wie auch du mit dem Wind durch die Lüfte schwebst? Was siehst du?"*

– kurze Pause –

Bald erreichen sie die Berge. Auf den Spitzen liegt schon leuchtend weißer Schnee. Er glitzert und funkelt in der Sonne. Gemeinsam mit dem Wind schwebt Birte Blatt so nah an die Bergspitzen heran, dass sie fast den funkelnden, weißen Schnee berühren kann. Sie jauchzt vor Freude. *„Hast du auch schon einmal so viel Spaß gehabt?"*

Nach einer Weile trägt der Wind Birte Blatt wieder zurück in den Herbstwald. Das bunte Laub leuchtet ihnen bereits entgegen und heißt sie willkommen. Sanft setzt der Wind das kleine, rote Blatt am Boden ab. Es ist schon dunkel geworden und hinter den Bergesspitzen spitzt bereits der Mond hervor. *„Vielen Dank, lieber Wind"*, murmelt Birte Blatt schlaftrunken, kurz bevor sie glücklich und zufrieden zwischen ihren Geschwistern einschläft. *„Und von was träumt es wohl? Von schneebedeckten Bergspitzen, die in der Sonne glitzern. Vielleicht träumst ja auch du ein bisschen weiter."*

Zum Einschlafen hier aufhören!

(Rücknahme)
Langsam wird es auch für dich Zeit, zurückzukehren.
Ich zähle jetzt langsam von 3 rückwärts.
Bei 0 bist du wieder hellwach und voller Energie:
3 Atme einmal tief durch!
2 Balle die Hände zu Fäusten!
1 Recke und strecke dich!
0 Augen auf und du bist hellwach und voller Energie!

Alle Kinder recken und strecken sich. Sie strampeln mit den Füßen und bewegen die Arme, damit sie wieder richtig wach werden.

Überleitung

„Das war die Geschichte von Birte, dem roten Herbstblatt. Habt ihr auch schon einmal rote Blätter gesehen. Könnt ihr euch vorstellen, wie das kleine Blatt durch die Lüfte zu fliegen? Was würdet ihr dann gerne sehen?"

– Die Kinder bekommen Zeit zum Erzählen. –

„Als Nächstes dürft ihr die Blätter auf eurem Körper spüren. Sucht euch einen Partner und dann kann es losgehen!"

Ein Blatt auf meiner Haut (Körperfühlübung)

Bei der nachfolgenden Übung handelt es sich gleichzeitig um eine Konzentrations- und Körperfühlübung, da hier nicht nur das Fühlen, sondern auch das Wahrnehmen feinster Geräusche wichtig ist. Manchmal können die Kinder auch hören, wo das Blatt aufgelegt wird.

Alter: ab 5 Jahren
Material: 1 Matte für jeweils zwei Kinder, verschiedene große Blätter

Die Kinder gehen in Zweiergruppen zusammen. Ein Kind liegt mit dem Rücken auf dem Boden und schließt die Augen. Das andere Kind erhält ein großes Blatt und legt es auf einen Körperteil (z. B. Oberschenkel) seines Spielpartners. Das liegende Kind errät, wo das Blatt liegt. Hat es den Körperteil richtig herausgefunden, wird das Blatt an einer anderen Stelle aufgelegt. Wenn genügend Zeit vorhanden ist, kann die Übung auch auf dem Bauch liegend wiederholt werden.

Variante (ab 3 Jahren)

Kleinere Kinder sind oft sehr zappelig, sodass sie auf die Übung vorbereitet werden müssen. Die Kinder legen sich ebenfalls mit dem Rücken auf den Boden und schließen die Augen. Die Spielleitung erklärt ihnen, dass sie ein Baum sind, der viele Blätter trägt. Damit die Blätter auf dem Baum bleiben, muss es sich ganz ruhig verhalten. Nun werden die Blätter auf verschiedene Körperteile des Kindes gelegt.
„Versuche einmal zu spüren, wo überall Blätter liegen.“
Das Kind bleibt eine ganze Weile ruhig liegen und spürt den Blättern nach.

Überleitung

„Habt ihr alle die Blätter spüren können? Wie hat es sich angefühlt? Sind die Blätter schwer oder leicht?“

– Die Kinder bekommen Zeit zum Erzählen. –

„Jetzt geht bitte zu zweit zusammen, damit ihr bei einer Massage gemeinsam mit den Blättern fliegen könnt.“

Herbstblattmassage

Alter: ab 3 Jahren
Material: 1 Matte für jeweils 2 Kinder

Jeweils zwei Kinder bilden eine Zweiergruppe. Ein Kind liegt auf dem Bauch oder sitzt mit zugewandtem Rücken vor dem anderen Kind. Dieses massiert den Rücken des Kindes nach Vorgabe der Geschichte. Die Spielleitung liest:

Die goldene Herbstsonne schickt ihre warmen Strahlen nach unten in den bunten Herbstwald.
(Hinweis für die Kinder: *„Mit gespreizten Fingern von oben nach unten über den Rücken fahren.“*)

Alle bunten Blätter wissen, dass es nun Zeit für sie ist, von den Bäumen zu fallen.
(Hinweis für die Kinder: *„Mit den Handflächen von oben nach unten über den Rücken streichen.“*)

Der Wind wirbelt sie noch etwas herum, bevor sie auf den Boden fallen.
(Hinweis für die Kinder: *„Mit den Handflächen kreisende Bewegungen auf dem Rücken machen.“*)

Auf dem Boden gibt es viele kleine Mäuse und Käfer.
(Hinweis für die Kinder: *„Mit den Fingerspitzen über den Rücken krabbeln.“*)

Sie kuscheln sich tief in die bunten Blätter. Dort ist es in der Nacht wohlig warm.
(Hinweis für die Kinder: *„Mit den Händen den Rücken kneten.“*)

Manchmal, wenn der Herbstwind besonders stark weht, wirbelt er die Blätter noch etwas durcheinander.
(Hinweis für die Kinder: *„Mit den Handflächen kreisend über den Rücken reiben."*)

Auch die Sonne schickt ihnen noch ein paar wärmende Strahlen.
(Hinweis für die Kinder: *„Mit gespreizten Fingern von oben nach unten über den Rücken fahren."*)

In der Nacht kuscheln sich alle zusammen, damit sie es schön warm und gemütlich haben.
(Hinweis für die Kinder: *„Umarmt und drückt euch zum Abschluss ganz lieb."*)

Die Massage kann beliebig oft wiederholt werden. Viele Kinder lassen sich gerne zwei- bis dreimal massieren.

Möglicher Wiederholungssatz am Ende:
„Und am nächsten Tag wirbeln sie wieder über den Waldboden."

Nach Ende der Geschichte werden die Rollen getauscht.

Überleitung

„Nachdem ihr alle die Massage genossen habt, basteln wir jetzt bunte Blätterraupen. So könnt ihr euch die bunten Herbstblätter ins Haus holen."

Blätterraupen (Basteln)

Da Kinder gerne sammeln, bietet es sich im Herbst an, mit ihnen viele bunte Blätter zu sammeln. Hiermit lassen sich ganz einfach bunte Blätterraupen basteln.

Alter: ab 3 Jahren
Material: 1 starker Faden (Zwirn), 1 stumpfe Nadel, zwei größere Holzperlen und je eine Styropor- bzw. Papierkugel o. Ä. pro Raupe, jede Menge bunte Herbstblätter und bunte Filzstifte

Die Spielleitung bereitet vor der Stunde für jedes Kind einen Faden mit festgeknoteter Holzperle am Ende vor: Sie zieht dazu einen Faden doppelt durch eine Nadel. Der Faden sollte ca. 30–50 cm lang sein, je nach Länge der Raupe.
Am Ende des Fadens befestigt sie eine größere Holzperle.

Jedes Kind erhält einen Faden mit Holzperle. Die Kinder durchstechen nach und nach die gesammelten Herbstblätter in der Mitte und ziehen sie wie bei einer Kette auf den Faden auf, sodass die Blätter dicht beieinanderliegen.
Ist der Faden zu ca. ⅔ mit Blättern voll, kommt der Kopf an die Reihe.
Die Spielleitung durchsticht mit der Nadel die Styropor- bzw. die Papierkugel und schneidet dann den Faden direkt an dem Nadelöhr ab.
An diesem Ende befestigt sie nun eine größere Holzkugel, damit der Faden nicht zurückrutscht. Die Holzkugel ist die Nase der Raupe.
Die Kinder malen mit den bunten Filzstiften ein Gesicht auf die Styropor- bzw. Papierkugel und fertig ist die Blätterraupe.

Peter im Regenrausch

Auch im Herbst kann nicht immer die Sonne scheinen. Oftmals ist der Himmel grau und es regnet. Doch Regen muss nicht langweilig sein. Die Regentropfen spritzen lustig umher und haben ihren Spaß.

Im Autogenen Training hüpfen die Kinder gemeinsam mit Peter durch Pfützen und erleben bei der Massage einen Platzregen.

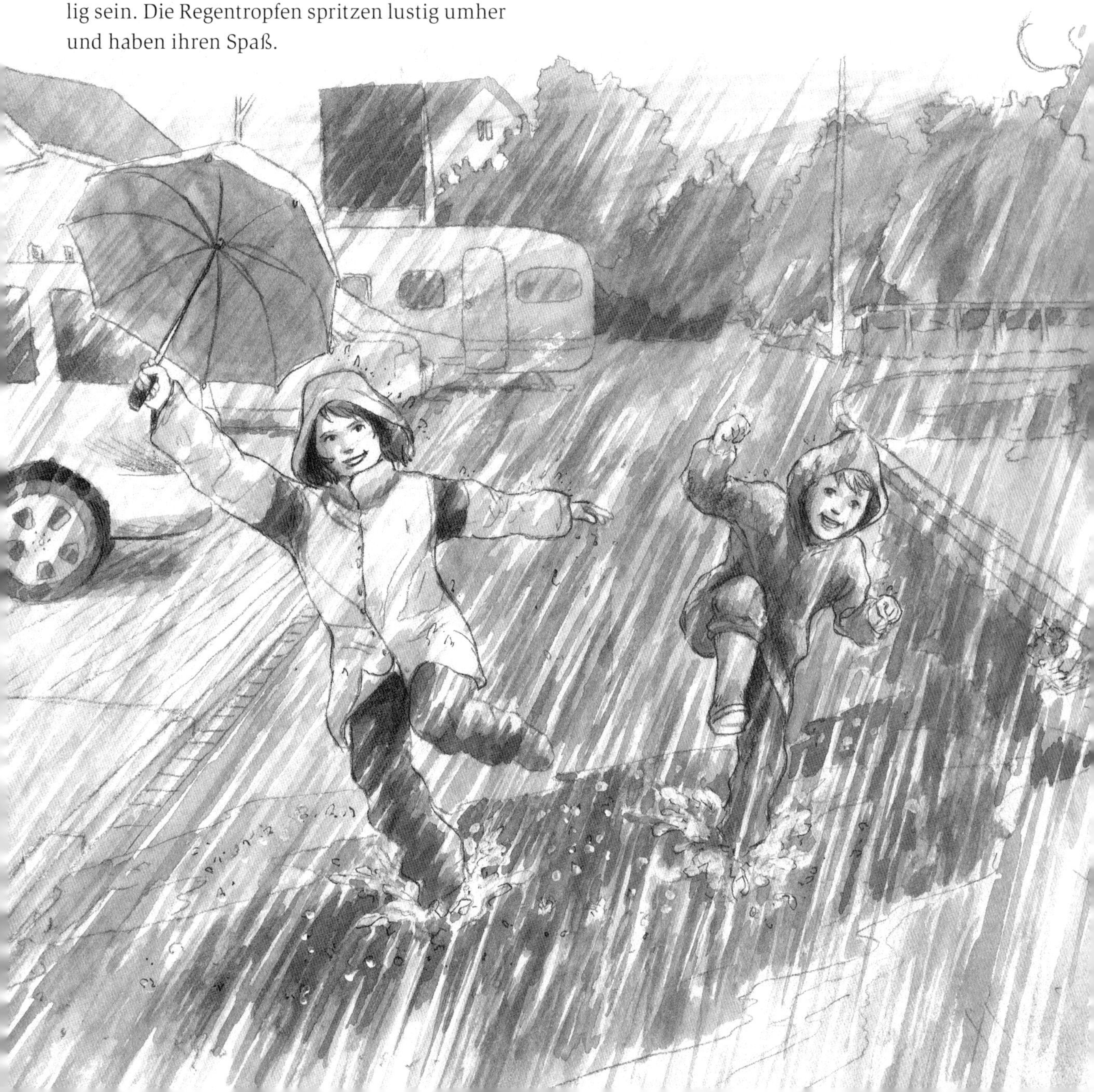

Peter planscht im Regen (AT)

Alter: ab 3 Jahren
Material: 1 Matte und Decke für jedes Kind, evtl. kleine Wasserschälchen als Dekoration

Die Kinder machen es sich auf den Matten bequem, so, wie sie am besten entspannen können – liegend, mit geöffneten oder geschlossenen Augen. Die Spielleitung fordert die Kinder auf, zuerst dreimal tief ein- und auszuatmen, dann wieder normal weiter zu atmen, und liest folgende Geschichte vor:

Draußen ist es grau und düster. Dicke Regentropfen fallen vom Himmel. Alles ist nass und ungemütlich. Peter sitzt vor dem Fenster und starrt trübsinnig hinaus. *„Was für ein Mist! Bei diesem Wetter muss ich den ganzen Tag im Haus sitzen und vor mich hinstarren“*, denkt er.

(Schwereformel)
Vor lauter Trübsinn fühlt sich Peter ganz schwer.
Müde und schwer sitzt er auf der Fensterbank.
Alles an ihm fühlt sich schwer an.
Schwere durchzieht seinen ganzen Körper.
Schwer und müde wird Peter.
Er fühlt sich richtig schwer und müde.

Immer mehr Regentropfen fallen vom Himmel. Draußen bilden sich große Pfützen auf den Straßen. Da klopft es an die Scheibe. Peter traut seinen Augen nicht. Draußen steht ein kleiner Regentropfen und winkt ihm zu. *„Komm doch heraus zu mir. Es macht so viel Spaß, in die Pfützen zu hüpfen.“* Immer mehr Regentropfen versammeln sich vor dem Fenster und winken. Peter kneift die Augen zu. Bestimmt träume ich. Es gibt keine sprechenden Regentropfen. Aber als er die Augen aufmacht, sind die Regentropfen immer noch da und sogar noch einige mehr. Schnell rennt Peter in den Flur, zieht seine hohen Gummistiefel an, wirft seine Regenjacke über und zieht die Kapuze fest über den Kopf. Und ehe er sich versieht, steht er draußen im Regen. *„Das macht einen Riesenspaß“*, jubelt er, als er gemeinsam mit den Regentropfen in eine riesengroße Pfütze springt, dass das Wasser nur so nach allen Seiten spritzt.

(Wärmeformel)
Von dem Hüpfen wird Peter ganz warm.
Wärme durchströmt Peter.
Er fühlt sich wohlig warm.
Eine angenehme Wärme hüllt Peter ein.
Wohlig warm wird Peter von der Anstrengung.
Alles an ihm ist warm.

Auf einmal ist der Herbsttag gar nicht mehr so grau und düster, sondern voller Spaß und Freude. Peter lässt keine Pfütze aus. Immer mehr Kinder in bunter Regenkleidung kommen aus den Häusern gelaufen. Mit ihren bunten Regenjacken und Gummistiefeln sehen sie aus wie farbige Gummibälle, die die Straßen entlang hüpfen. Allen macht es Spaß. Keiner sitzt mehr trübsinnig am Fenster und starrt in den Regen. Eine ganze Horde Kinder hüpft lustig durch das Dorf, von einer Pfütze zur anderen. Und je höher das Wasser spritzt, umso lauter lachen sie. *„Bist du auch schon mal in eine richtig große Regenpfütze gehüpft? Stell dir vor, wie das Wasser nach allen Seiten spritzt.“*

– kurze Pause –

Irgendwann hört der Regen auf und die Sonne kommt heraus. Sie schickt ihre warmen Strahlen hinunter auf die Straßen. Nun wird es für die Regentropfen Zeit, sich zu verabschieden. Zum

Abschied winken sie Peter noch zu, bevor sie die Sonnenstrahlen emporklettern. Sie glitzern und blinken im Sonnenlicht. *„Tschüss, bis zum nächsten Mal"*, rufen sie fröhlich.

„Bis bald", flüstert Peter und schaut zu, wie sie immer höher der Sonne entgegen klettern. Die Sonne freut sich über Peter. Er hat so schön mit ihren Freunden, den Regentropfen, gespielt. Dafür möchte sie ihm ein besonderes Geschenk machen. Sie schickt ihm einen goldenen Sonnenstrahl, der ihn wärmt.

(Sonnengeflecht)
Peters Bauch wird ganz warm von dem Sonnenstrahl.
Der Sonnenstrahl wärmt Peters Bauch.
Wohlige Wärme ist in Peters Bauch.
„Fühl, wie angenehm die Wärme im Bauch ist."
Wohlige Wärme durchzieht Peters Bauch.
Der Bauch ist angenehm warm.

Am Abend, als Peter im Bett liegt, sieht er immer noch seine Freunde, die Regentropfen, vor sich. Beim nächsten Regen treffen wir uns wieder, denkt er und träumt von großen Pfützen und einem Sonnenstrahl, der ihm den Bauch wärmt.
„Und wovon träumst du?"

Zum Einschlafen hier aufhören!

(Rücknahme)
Langsam wird es auch für dich Zeit, zurückzukehren.
Ich zähle jetzt langsam von 3 rückwärts.
Bei 0 bist du wieder hellwach und voller Energie:
3 Atme einmal tief durch!
2 Balle die Hände zu Fäusten!
1 Recke und strecke dich!
0 Augen auf und du bist hellwach und voller Energie!

Alle Kinder recken und strecken sich. Sie strampeln mit den Füßen und bewegen die Arme, damit sie wieder richtig wach werden.

Überleitung

„Das war die Geschichte von Peter und den Regentropfen. Habt ihr auch schon einmal im Regen herumgetobt? Was zieht ihr da alles an? Wo gehen die ganzen Regentropfen hin, wenn sie verdunsten? Warum ist es so wichtig, dass es regnet?"

– Die Kinder bekommen Zeit zum Erzählen. –

„Geht jetzt bitte zu zweit zusammen. Jetzt könnt ihr bei einer Massage einen richtigen Platzregen auf eurem Rücken spüren."

Regenmassage

Alter: ab 3 Jahren
Material: 1 Matte für jeweils 2 Kinder

Jeweils zwei Kinder bilden eine Zweiergruppe. Ein Kind liegt auf dem Bauch oder sitzt mit zugewandtem Rücken vor dem anderen Kind. Dieses massiert den Rücken des Kindes nach Vorgabe der Geschichte. Die Spielleitung liest:

Dicke Wolken hängen am Himmel.
(Hinweis für die Kinder: *„Handflächen auf den Rücken auflegen.“*)

Es fängt an zu regnen. Zuerst nur wenige Tropfen.
(Hinweis für die Kinder: *„Mit den Fingerspitzen über den Rücken trippeln.“*)

Dann werden es immer mehr und mehr Regentropfen.
(Hinweis für die Kinder: *„Schnell mit den Fingerspitzen trippeln.“*)

Ein richtiger Platzregen.
(Hinweis für die Kinder: *„Mit den Handflächen auf den Rücken patschen.“*)

Das Wasser spritzt in den Pfützen:
(Hinweis für die Kinder: *„Mit gespreizten Fingern von unten nach oben fahren.“*)

Die Kinder hüpfen in ihren bunten Regenkleidern durch die Straßen.
(Hinweis für die Kinder: *„Mit den Handflächen über den Rücken kreisen.“*)

Sie springen in jede Pfütze.
(Hinweis für die Kinder: *„Mit den Händen den Rücken kneten.“*)

Nach einer Weile wird der Regen weniger. Es tröpfelt nur noch.
(Hinweis für die Kinder: *„Mit den Fingerspitzen über den Rücken trippeln.“*)

Dann kommt wieder die Sonne heraus mit ihren warmen Strahlen.
(Hinweis für die Kinder: *„Mit gespreizten Fingern von oben nach unten über den Rücken fahren.“*)

Die Regentropfen klettern schnell an den Strahlen nach oben.
(Hinweis für die Kinder: *„Mit den Fingerspitzen von unten nach oben über den Rücken trippeln.“*)

Deshalb gibt es einen schönen Regenbogen.
(Hinweis für die Kinder: *„Mit der Handkante einen Halbkreis auf den Rücken malen.“*)

Die Massage kann beliebig oft wiederholt werden. Viele Kinder lassen sich gerne zwei- oder dreimal massieren.

Möglicher Wiederholungssatz am Ende:
„Und am nächsten Tag regnet es schon wieder.“

Nach Ende der Geschichte werden die Rollen getauscht.

Evi Eichhörnchen auf Futtersuche

Eichhörnchen sind possierliche Tiere mit einem dichten, buschigen Schwanz. Diesen benutzen sie zum Lenken, wenn sie von Ast zu Ast hüpfen. Damit sie im Winter genug zu essen haben, sammeln die Eichhörnchen im Herbst fleißig Nüsse und Samen und verstecken sie gut.

Im Autogenen Training verbringen die Kinder etwas Zeit mit Evi, dem Eichhörnchen, wärmen ihre Muskeln bei einer Muskelentspannung auf, gönnen ihren Ohren eine Massage und basteln fröhliche Nusskäfer.

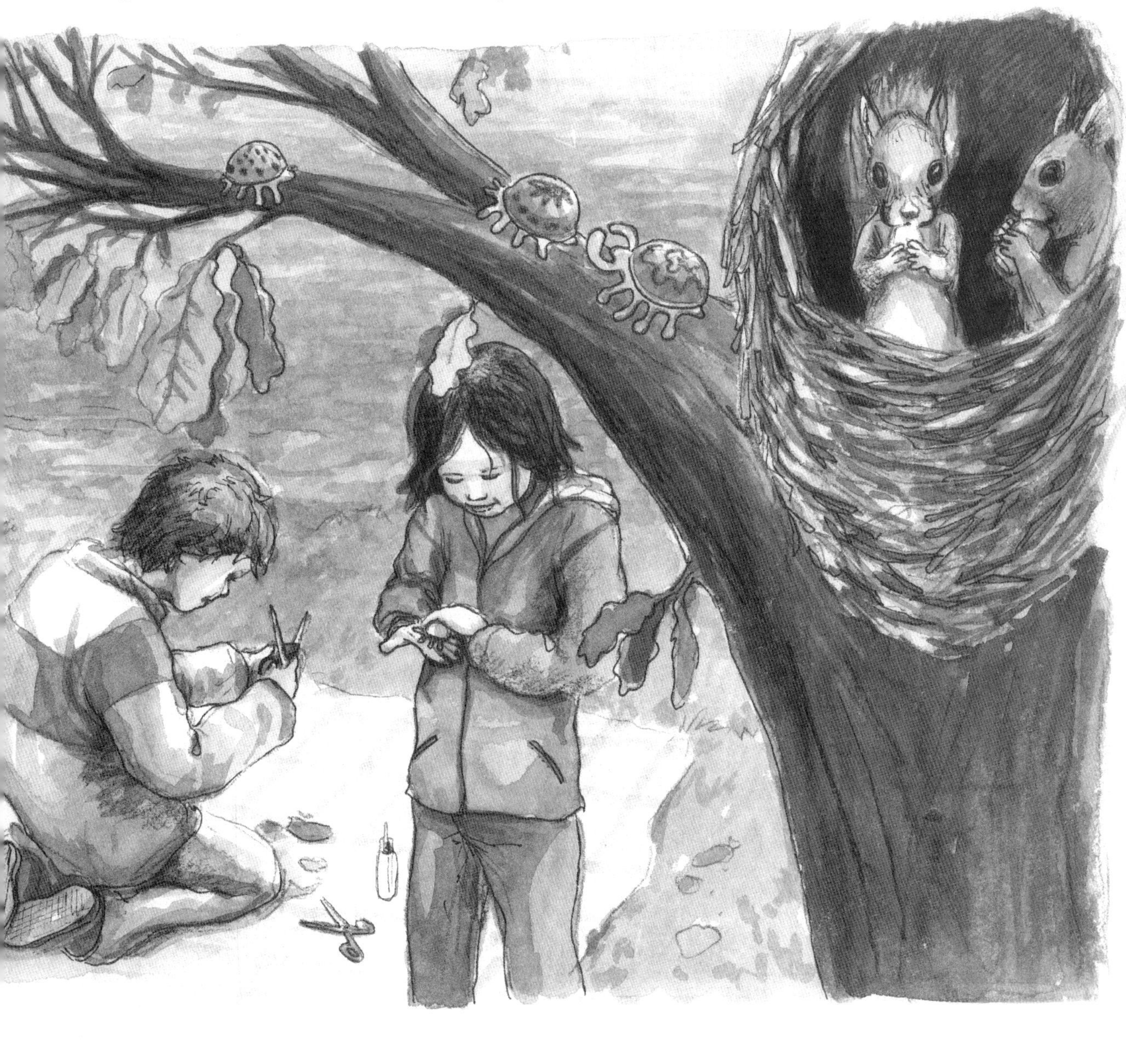

Evi, das Eichhörnchen (AT)

Alter: ab 3 Jahren
Material: 1 Matte und Decke für jedes Kind, evtl. einige Nüsse als Dekoration

Die Kinder machen es sich auf den Matten bequem, so, wie sie am besten entspannen können – liegend, mit geöffneten oder geschlossenen Augen. Die Spielleitung fordert die Kinder auf, zuerst dreimal tief ein- und auszuatmen, dann wieder normal weiter zu atmen, und liest folgende Geschichte vor:

Langsam kehrt der Herbst in den Wald ein. Die Tage sind nicht mehr so lang und die Nächte werden langsam kälter. Alle Tiere fangen jetzt an, Wintervorräte zu sammeln.

Auch Evi, das kleine Eichhörnchen, muss einen Wintervorrat anlegen, damit es nicht verhungert, wenn es kalt wird. Emsig eilt es von hier nach da und hortet Nüsse und Samen. Blitzschnell vergräbt sie die Schätze in der Erde, damit sie ihr niemand mehr wegnehmen kann. Natürlich versteckt sie auch viele Vorräte in ihrer Baumhöhle, denn wenn der Boden gefroren ist, kann sie ja keine Vorräte mehr ausgraben. Stunde um Stunde, Tag um Tag, Woche um Woche geht das so. Immer kälter wird es draußen und dem kleinen Eichhörnchen fällt das Vorrätesammeln immer schwerer. Evi hat heute schon viele Nüsse gesammelt und sie ist sehr erschöpft, als sie am Abend in ihre Baumhöhle klettert.

(Schwereformel)
Von der Anstrengung sind die Pfoten ganz schwer.
Ganz schwer fühlt sich Evi.
Alles an ihr ist schwer.
Schwer und anstrengend war die Arbeit.
Evi fühlt sich müde und schwer.
Ganz schwer ist Evi zumute.

Evi lebt allein in ihrer Baumhöhle und sie fühlt sich einsam. Es ist nicht schön, allein zu sein. Ihre Freundin, die Schwalbe, ist in den Süden geflogen und kommt erst im Frühjahr wieder und Iwan der Igel hat sich in sein Blätternest zurückgezogen, um Winterschlaf zu halten. Evi ist sehr einsam und traurig. Auf einmal erscheint die Nacht noch ein bisschen dunkler und der Herbstwind noch ein wenig kühler. Trübsinnig sitzt sie in ihrer Höhle und knabbert an einer Nuss.

Doch was ist das? Sie hört ein eigenartiges Scharren den Baumstamm höher und höher kommen. *„Das wird doch keine Katze sein?“*, denkt Evi und ihr wird angst und bange. Zitternd verkriecht sie sich in den hintersten Winkel der Baumhöhle und starrt ängstlich auf den Eingang. Immer näher kommt das Scharren und verstummt direkt vor ihrer Höhle. Ein paar spitze Öhrchen schieben sich zum Eingang herein. Ihnen folgt ein rotbraunes Gesicht mit glänzenden schwarzen Augen. *„Hallo Evi“*, ruft es. *„Ich hoffe, ich habe dich nicht erschreckt.“* Es ist Ede Eichhorn. Er wohnt am anderen Ende des Waldes und kommt nur selten zu Besuch. Wie freut sich Evi, ihn zu sehen. Die Angst ist schnell vergessen. Ede lässt traurig die Ohren hängen. *„Ob ich wohl ein paar Tage bei dir unterkommen kann, bis ich etwas Neues gefunden habe?“* Evi ist glücklich. Sie freut sich darüber, einen Freund bei sich zu haben, mit dem sie plaudern kann.

(Wärmeformel)
Vor Freude wird ihr ganz warm.
Wohlige Wärme umhüllt Evi.
Sie fühlt sich ganz warm.
Ganz warm wird ihr vor lauter Freude.
Die Wärme zieht bis in die Finger- und Zehenspitzen.
Angenehme Wärme durchflutet Evi.

„*Weißt du was, Ede?*", schlägt sie ihm vor. „*Bleib doch den ganzen Winter über hier. Meine Höhle ist groß genug und so wird es uns beiden nicht langweilig.*" Und so bleibt Ede bei Evi und die beiden genießen die immer kälter werdenden Abende in ihrer kuschelig warmen Baumhöhle. Sie knabbern Nüsse, erzählen sich Geschichten und kuscheln sich zum Schlafen fest aneinander, so lange bis das Frühjahr an die Tür klopft.

„Auch du kannst dich in deine warme Decke kuscheln und es dir richtig gemütlich machen."

Zum Einschlafen hier aufhören!

(Rücknahme)
Langsam wird es auch für dich Zeit, zurückzukehren.
Ich zähle jetzt langsam von 3 rückwärts.
Bei 0 bist du wieder hellwach und voller Energie:
3 Atme einmal tief durch!
2 Balle die Hände zu Fäusten!
1 Recke und strecke dich!
0 Augen auf und du bist hellwach und voller Energie!

Alle Kinder recken und strecken sich. Sie strampeln mit den Füßen und bewegen die Arme, damit sie wieder richtig wach werden.

Überleitung

„Das war die Geschichte von Evi, dem Eichhörnchen. Als Nächstes machen wir mit Evi zusammen eine kleine Aufwärmübung. Weil ihr aber so lange still wart, dürft ihr erst einmal so richtig herumtoben. Lauft durch den Raum, schüttelt eure Arme und Beine, damit sie locker werden, und ab und zu könnt ihr einen kurzen, lauten Schrei ausstoßen."

Eichhörnchen-Aufwärmübung (PME)

Alter: ab 4 Jahren
Material: 1 Matte für jedes Kind

Die Kinder liegen mit dem Rücken auf dem Boden, die Arme liegen dicht neben dem Körper und die Beine sind ausgestreckt. Die Spielleitung erzählt folgende Geschichte:

Wenn Evi lange geschlafen hat, ist ihr ganzer Körper steif und auch etwas kalt. So fällt es Evi schwer, den Baum nach unten zu klettern, um neue Vorräte zu holen. Zum Glück hat sie aber jetzt Ede. Der kluge Eichhörnchenmann zeigt ihr, wie man es schnell und einfach schafft, dass der Körper warm und locker wird. Die Übung ist so einfach, die kann Evi sogar in ihrem Bett durchführen.

„*Zuerst bleibst du ganz ruhig liegen, Evi*", sagt Ede. „*Ich erkläre dir genau, was du machen musst. Es geht darum, Muskeln anzuspannen und wieder zu lockern.*" Evi liegt ruhig auf dem Rücken, die Arme liegen neben ihr auf dem Bett. *„Als Erstes sage ich dir, was du anspannen sollst, und wenn ich ‚jetzt' sage, spannst du an."*

Ede beginnt nun mit der Eichhörnchen-Aufwärmübung.
„Zuerst fühlst du in deine Arme hinein.“ Evi versucht in ihre Arme hineinzuspüren. Sie fühlt sogar ihre Fingerspitzen.

– Zeit zum Fühlen –

„Wenn ich ‚jetzt‘ sage, ballst du die Hände zu Fäusten, winkelst den Unterarm an und drückst den Oberarm auf den Boden.“
„Jetzt! 1 … 2 … 3 … 4 … 5 … loslassen!“
Evi spürt, wie leicht ihre Arme auf einmal sind. Es ist ein tolles Gefühl!

„Nun wiederholen wir diese Übung noch einmal“, sagt Ede. *„Du ballst die Hände zu Fäusten, winkelst den Unterarm an und drückst den Oberarm auf den Boden.“*
„Jetzt! 1 … 2 … 3 … 4 … 5 … loslassen!“
Tatsächlich fühlen sich die Arme noch ein wenig leichter an.
Evi genießt noch eine Weile das Gefühl.

– Zeit zum Spüren –

„Jetzt kommen wir zu deinem Gesicht.“
Evi versucht ihr Gesicht zu spüren. Sie fühlt die Augen, die Nase und den Mund. Nach einer Weile spürt sie sogar ihre Wangen, die Stirn und die Augenbrauen.

– Zeit zum Fühlen –

„Wenn ich ‚jetzt‘ sage, stellst du dir vor, du hast in eine bittere Nuss gebissen. Versuche alle Muskeln im Gesicht anzuspannen, aber trotzdem die Zähne nicht aufeinanderzubeißen.“
„Jetzt! 1 … 2 … 3 … 4 … 5 … loslassen!“
Irgendwie fühlt sich Evis Gesicht viel glatter an. Das gefällt ihr.

„Wir wiederholen auch diese Übung, Evi“, meint Ede.
„Jetzt! 1 … 2 … 3 … 4 … 5 … loslassen!“
Evi spürt, wie ihr Gesicht sich glättet und genießt es noch eine Weile.

– Zeit zum Spüren –

„Danach kommen die Schultern, der Rücken und der Po an die Reihe“, erklärt Ede. *„Es ist einfacher, als es sich anhört.“* Evi fühlt, wie ihre Schultern, der Rücken und der Po auf dem Boden liegen. An einigen Stellen kann sie den Boden spüren, an anderen nicht.

– Zeit zum Fühlen –

„Du drückst die Schultern nach unten auf den Boden und spannst Bauch und Po an“, sagt Ede. Evi überlegt kurz, wie sie das am besten macht. Ede wartet eine Weile und sagt dann:
„Jetzt! 1 … 2 … 3 … 4 … 5 … loslassen!“
Evis Rücken ist so entspannt, dass er viel breiter auf dem Boden liegt.

„Natürlich müssen wir auch diese Übung wiederholen. So wirkt sie besser.“ Ede kennt sich gut aus. *„Du drückst die Schultern nach unten auf den Boden und spannst Bauch und Po an.“*
„Jetzt! 1 … 2 … 3 … 4 … 5 … loslassen!“
Evi fühlt, wie ihre Schultern, der Rücken und der Po ganz entspannt auf dem Bett liegen. Es fühlt sich gut an!

– Zeit zum Spüren –

„Die Beine dürfen wir selbstverständlich nicht vergessen", mahnt Ede. Evis Beine liegen fest auf dem Bett. Sie spürt sie ganz genau, sogar die Zehenspitzen kann sie fühlen.

– Zeit zum Fühlen –

„Du musst die Zehen zur Nasenspitze ziehen und die gestreckten Beine fest auf den Boden drücken."
„Jetzt! 1 … 2 … 3 … 4 … 5 … loslassen!"
Evis Beine fühlen sich leicht und locker an.

„Noch einmal wiederholen, Evi", bestimmt Ede.
„Jetzt! 1 … 2 … 3 … 4 … 5 … loslassen!"
Eine ganze Weile genießt Evi das leichte Gefühl in ihren Beinen.

– Zeit zum Spüren –

„Zum Schluss ist es gut, wenn du noch einmal alles zusammen anspannst. Die Arme, das Gesicht, Schulter, Rücken, Bauch und Po. Vergiss auch die Beine nicht."
„Jetzt! 1 … 2 … 3 … 4 … 5 … loslassen!"

Nun ist Evi warm, locker und entspannt. Sie bleibt noch eine Weile liege und genießt es.

– Zeit zum Fühlen –

Zum Einschlafen hier aufhören!

(Rücknahme)
Langsam wird es auch für dich Zeit, zurückzukehren.
Ich zähle jetzt langsam von 3 rückwärts.
Bei 0 bist du wieder hellwach und voller Energie:
3 Atme einmal tief durch!
2 Balle die Hände zu Fäusten!
1 Recke und strecke dich!
0 Augen auf und du bist hellwach und voller Energie!

Alle Kinder recken und strecken sich. Sie strampeln mit den Füßen und bewegen die Arme, damit sie wieder richtig wach werden.

Überleitung

„Jetzt sind eure Muskeln schön locker. Evi, das Eichhörnchen, ist ein lustiger Geselle. Habt ihr schon einmal Eichhörnchen gesehen? Wie sehen sie denn aus? Was fressen Eichhörnchen?"

– Die Kinder bekommen Zeit zum Erzählen. –

„Im Herbst und Winter friert man manchmal an den Ohren. Damit sie wieder richtig warm werden, massieren wir sie jetzt ein bisschen."

Ohrenmassage

Alter: ab 3 Jahren

Bevor die Massage beginnt, führt die Spielleitung sie einmal den Kindern vor, damit sie sich die einzelnen Schritte einprägen können. Während der Massage liest die Spielleitung dann folgende Geschichte vor:

Wenn es im Herbst und Winter richtig kalt wird, friert Evi an den Ohren. Das gefällt ihr überhaupt nicht, denn kalte Ohren sind auch für Eichhörnchen nicht schön. Doch Evi weiß Rat. Eine Ohrenmassage muss her. Danach sind Evis Ohren kuschelig warm.

„Auch du kannst eine solche Ohrenmassage ganz leicht nachmachen. Nimm dein Ohrläppchen zwischen Daumen und Zeigefinger. Ziehe sie sanft nach unten, bis sie fast aus den Fingern heraus flutschen."

– kurze Pause –

„Wiederhole das Ganze ein Stückchen höher am Ohr und streiche mit den Fingern entlang der Ohrmuschel."

– kurze Pause –

„Gehe jetzt an die Spitze der Ohrmuschel und streiche erneut von oben nach unten über die Ohrmuschel. Jetzt müssten deine Ohren richtig heiß sein."

Überleitung

„Als Nächstes basteln wir kleine Nusskäfer, die ihr als Herbstdekoration überall in der Wohnung aufstellen könnt."

Nusskäfer (Basteln)

Alter: ab 5 Jahren
Material: 1 Schere, 1 buntes Tonpapier mit aufgezeichneten Käferkörpern, Farben und Tonpapier zum Bekleben des Käfers und 1 unbeschädigte Walnusshälfte für jedes Kind, Klebstoff

Die Spielleitung zeichnet als Vorbereitung auf Tonpapier die Körperteile des Käfers vor und knackt die Nüsse für die Walnusshälften. Jedes Kind erhält seine eigene Vorlage sowie eine Walnusshälfte. Die Kinder schneiden den aufgezeichneten Käferkörper aus (siehe Vorlage).
Sie kleben sie an die offene Seite der Walnusshälfte. Jetzt sieht es schon nach Käfer aus. Nun dürfen die Kinder den Käfer nach Herzenslust bemalen oder bekleben.
So entsteht ein ganzer Käferschwarm, der sich gut als Tischdekoration eignet.
Kein Käfer ist wie der andere.

Variante (ab 3 Jahren)

Die Käfer sind schon zusammengeklebt und die Kinder bemalen oder bekleben sie noch.

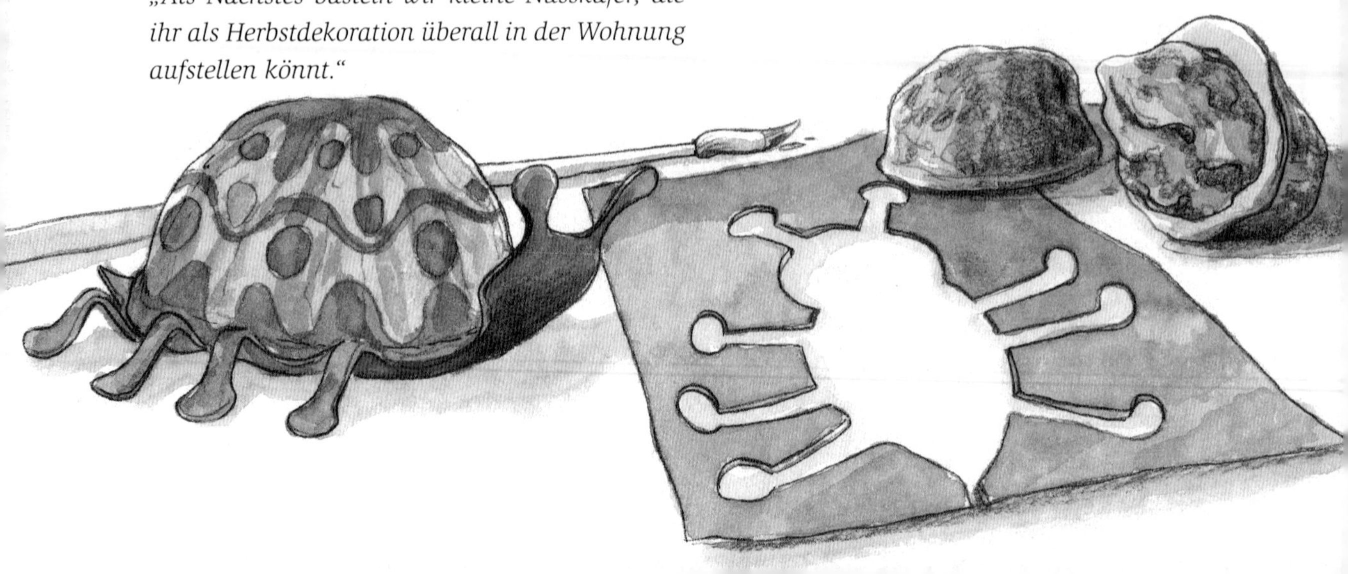

Traubenernte mit Willi Winzer

Im Herbst hängen in den Weinbergen die Reben voll mit süßen, saftigen Trauben. Je häufiger die Sonne scheint, umso süßer werden sie. Der Winzer Willi freut sich darüber, denn daraus kann er süßen Traubensaft keltern.

Im Autogenen Training begleiten die Kinder den Winzer bei der Traubenernte, genießen eine Traubenmassage und kochen leckere Rezepte mit Trauben.

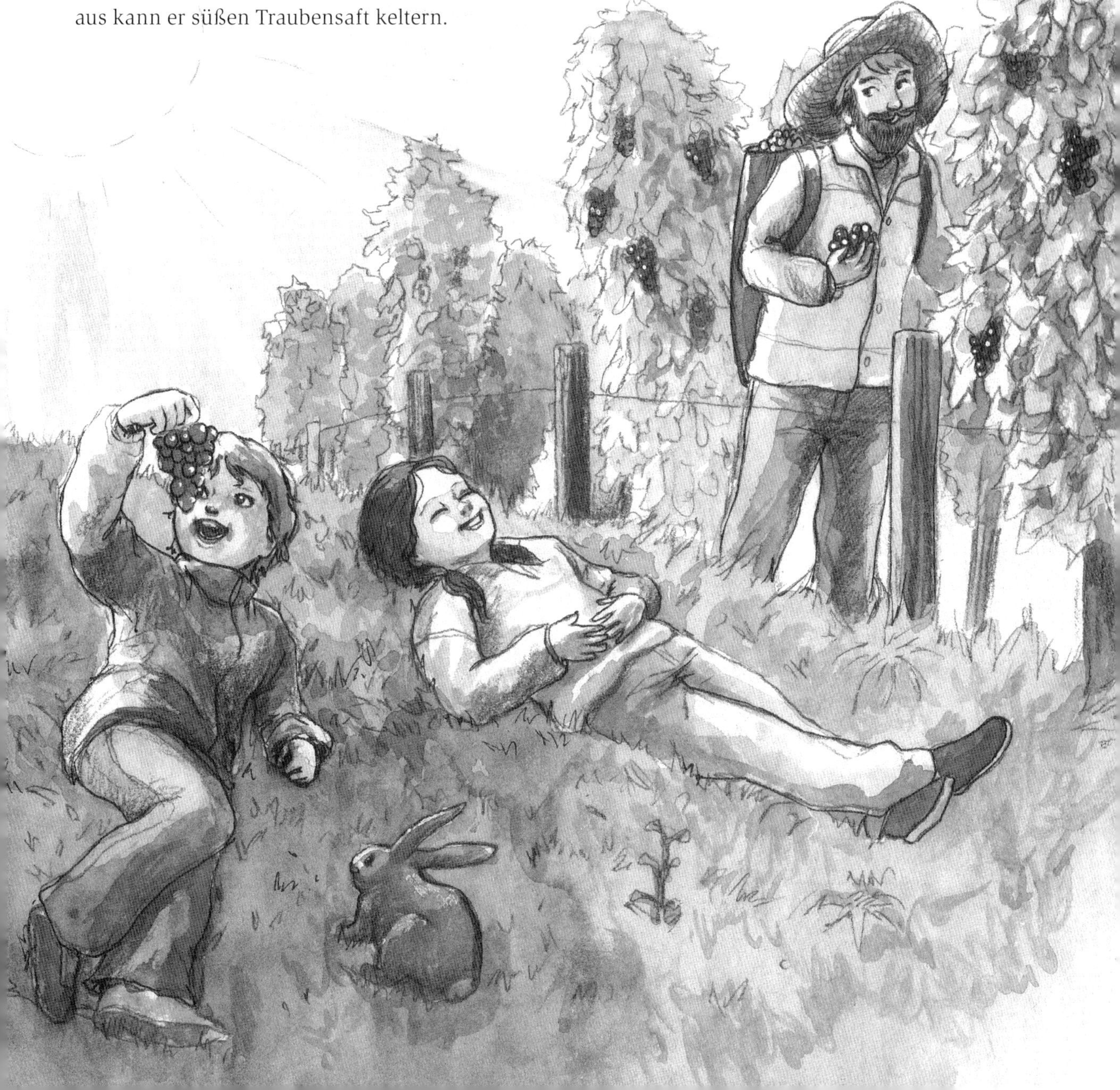

Traubenernte (AT)

Alter: ab 3 Jahren
Material: 1 Matte und Decke für jedes Kind, evtl. Trauben als Dekoration

Die Kinder machen es sich auf den Matten bequem, so, wie sie am besten entspannen können – liegend, mit geöffneten oder geschlossenen Augen. Die Spielleitung fordert die Kinder auf, zuerst dreimal tief ein- und auszuatmen, dann wieder normal weiter zu atmen, und liest folgende Geschichte vor:

Wenn der Herbst Einzug hält, kommt auf den Winzer Willi viel Arbeit zu. Es ist Zeit für die Traubenlese. An den Reben hängen dick und prall die reifen Trauben und warten darauf, gepflückt zu werden. Es ist eine harte Arbeit und seit Tagen laufen die Vorbereitungen auf Hochtouren. Viele Arbeiter sind gekommen, um Willi zu helfen. Auf den Anhängern der Traktoren stehen große, grüne Wannen. Die werden mit Trauben gefüllt und dann zur Presse gefahren. Heute ist ein schöner Tag für die Traubenlese. Warm scheint die Sonne vom Himmel und die Blätter der Reben leuchten in allen Herbstfarben. Mit Scheren schneiden die Helfer die Trauben von den Reben und werfen sie in einen Eimer. Gebückt stehen sie da, den ganzen Tag.

(Schwereformel)
Von der harten Arbeit werden ihre Arme ganz schwer.
Auch ihre Beine werden ganz schwer.
Der ganze Körper wird schwer.
Immer schwerer fällt es ihnen, die Trauben abzuschneiden.
Ganz schwer fühlen sich die Arme und Beine an.
Alles an ihnen ist schwer.

Endlich ist es Mittag und Willis Frau, die Winzerin, hat ein gutes Mittagessen gekocht. Es werden Bänke und Tische aufgestellt und alle setzen sich zum Essen hin. Es gibt heiße Suppe mit Würstchen und Brötchen und für jeden, der möchte, noch eine Tasse heißen Früchtetee. Als Nachtisch kann sich jeder soviel Marmorkuchen nehmen, wie er essen kann.

(Wärmeformel)
Der Tee wärmt die Menschen.
Ganz warm wird ihnen.
Wohlige Wärme strömt in ihren Bauch.
Ihnen wird ganz warm.
Auch die Sonnenstrahlen von oben wärmen alle.
Ganz warm und gemütlich ist es jetzt.

Als das Mittagessen vorbei ist, gönnt sich Willi, der Winzer, noch eine kleine Ruhepause. Er legt sich unter einen kleinen Baum neben dem Weinberg und döst ein wenig.

(Atemformel)
Ruhig und gleichmäßig geht sein Atem.
Sein Atem geht ganz ruhig und gleichmäßig.
Gleichmäßig wie der Herbstwind geht sein Atem.
Er liegt ganz ruhig da.
Sein Atem fließt ruhig und gleichmäßig durch seinen Körper.
Ganz ruhig und gleichmäßig atmet er.

Leider ist es nur ein kurzes Nickerchen. Auf ihn wartet viel Arbeit. Die Wannen auf dem Anhänger sind bis oben hin voll mit saftigen, süßen Trauben. Gemeinsam mit seinem kleinen Enkel Armin fährt er sie zur Presse. Dort stehen schon viele andere Traktoren. Alle haben Anhänger dabei, auf denen sich große Wannen stapeln, die bis oben hin mit Trauben gefüllt sind.

Für Armin ist das alles sehr interessant. Er beobachtet, wie die Trauben aus der Wanne auf ein Laufband geschüttelt werden und von dort in die Presse wandern. Hinten kommt dann der fertige Traubensaft heraus. Was übrig bleibt, wandert auf einen großen Haufen hinter das Gebäude. Einer der Angestellten lässt Armin sogar einmal von dem frischen Traubensaft probieren. Er schmeckt herrlich süß und Armin leert das ganze Glas.

Noch drei Mal fährt Armin an diesem Tag mit seinem Opa Willi zu der Presse und jedes Mal trinkt er ein Glas frischen Traubensaft.

Am Abend ist Armin ganz erschöpft von den Erlebnissen des Tages. Müde fällt er in sein Bett und schläft sofort ein. Im Traum sieht er lauter rote und grüne Trauben, die auf einem Laufband entlang in die Presse hüpfen. Und er kann noch immer den süßen Saft in seinem Mund schmecken. *„Hast auch du ein Getränk, das dir besonders gut schmeckt?“*

Zum Einschlafen hier aufhören!

(Rücknahme)
Langsam wird es auch für dich Zeit, zurückzukehren.
Ich zähle jetzt langsam von 3 rückwärts.
Bei 0 bist du wieder hellwach und voller Energie:
3 Atme einmal tief durch!
2 Balle die Hände zu Fäusten!
1 Recke und strecke dich!
0 Augen auf und du bist hellwach und voller Energie!

Alle Kinder recken und strecken sich. Sie strampeln mit den Füßen und bewegen die Arme, damit sie wieder richtig wach werden.

Überleitung

„Das war eine richtig anstrengende Traubenlese. Wer von euch mag Trauben? Was macht man alles aus Trauben? War jemand von euch schon einmal in einem Weinberg?“

– Die Kinder bekommen Zeit zum Erzählen. –

„Sucht euch einen Partner, dann könnt ihr eine richtige Traubenmassage genießen.“

Traubenmassage

Alter: ab 3 Jahren
Material: 1 Matte für jeweils 2 Kinder

Jeweils zwei Kinder bilden eine Zweiergruppe. Ein Kind liegt auf dem Bauch oder sitzt mit zugewandtem Rücken vor dem anderen Kind. Dieses massiert den Rücken des Kindes nach Vorgabe der Geschichte. Die Spielleitung liest:

Saftig-dick hängen die Trauben an den Reben.
(Hinweis für die Kinder: *„Mit den Fingerspitzen auf den Rücken tippen.“*)

Ganz schwer sind die saftigen Trauben.
(Hinweis für die Kinder: *„Mit den flachen Händen von oben nach unten fest über den Rücken streichen.“*)

Einige fallen schon ab.
(Hinweis für die Kinder: *„Fingerspitzen trippeln über den Rücken.“*)

Zum Glück ist Erntezeit und die Arbeiter schneiden sie ab und werfen sie in Wannen.
(Hinweis für die Kinder: *„Mit den Händen den Rücken kneten.“*)

Der Winzer Willi fährt mit den Trauben zur Presse. Dabei weht ihm der Herbstwind um die Ohren.
(Hinweis für die Kinder: *„Mit den Fingerspitzen ganz sanft über den Rücken streichen.“)*

In der Presse werden die Trauben zu Saft verarbeitet.
(Hinweis für die Kinder: *„Mit den flachen Händen fest über den Rücken streichen.“)*

Unten fließt der süße Traubensaft heraus.
(Hinweis für die Kinder: *„Mit gespreizten Fingerspitzen von oben nach unten den Rücken ausstreichen.“)*

Er schmeckt ganz süß und lecker.
(Hinweis für die Kinder: *„Mit der flachen Hand kreisende Bewegungen über den Rücken machen.“)*

Die Massage kann beliebig oft wiederholt werden. Viele Kinder lassen sich gerne zwei- bis dreimal massieren.

Möglicher Wiederholungssatz am Ende:
„Und am nächsten Tag werden die Trauben eines anderen Weinbergs geerntet.“

Nach Ende der Geschichte werden die Rollen getauscht.

Überleitung

„Ihr habt viel über Trauben gehört. Jetzt dürft ihr sie auch genießen. Wir werden jetzt etwas Leckeres mit Trauben backen.“

Laugenstangen nach Winzerart (Backen)

Alter: ab 4 Jahren
Material: 1 Messer und ein Brettchen für jedes Kind
Zutaten: 1 Laugenstange pro Kind, Schinken (roh oder gekocht), dicke Trauben, Käse

Die Laugenstangen werden von der Spielleitung der Länge nach durchgeschnitten.
Jedes Kind erhält eine Stange. Diese belegen sie zuerst mit Schinken.
Sie schneiden die Trauben in der Mitte durch und legen sie auf den Schinken.
Eine Scheibe Käse rundet das Ganze ab.
Die Laugenstangen werden von den Kindern auf ein Blech gelegt und in den Ofen geschoben. Hier backen sie bei 165 Grad ca. 10 Minuten.

So ein Essen schmeckt auch den Arbeitern im Weinberg.

Anhang

Register

Autogenes Training

Progressive Muskelentspannung

Körperfühlübungen

Massage und Meditation

Basteln, Kochen und Co.

Die Autorin

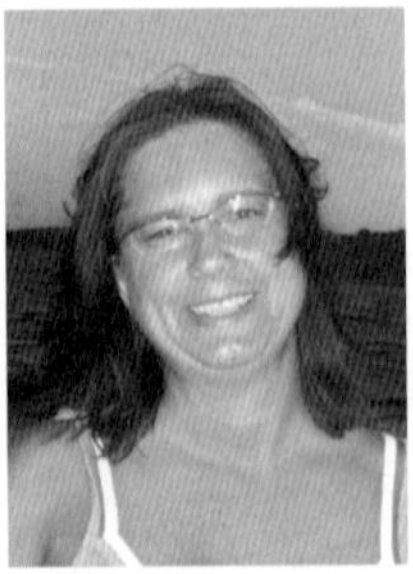

Mirjam Rögner-Schneider wurde 1970 geboren, ist verheiratet und hat drei Töchter. Sie ist Heilpraktikerin für Psychotherapie und Entspannungstherapeutin.
In ihrer eigenen Praxis arbeitet sie sowohl mit Erwachsenen als auch mit Kindern und Jugendlichen. Die Arbeit umfasst außer dem Gebiet der Psychotherapie vor allem Entspannungsverfahren. Diese werden sowohl im Einzeltraining als auch in Gruppenkursen angeboten. Außerdem hält sie Vorträge über Entspannung in Schulen und Kindergärten, aber auch in Vereinen und in ihrer eigenen Praxis.

Der Illustrator

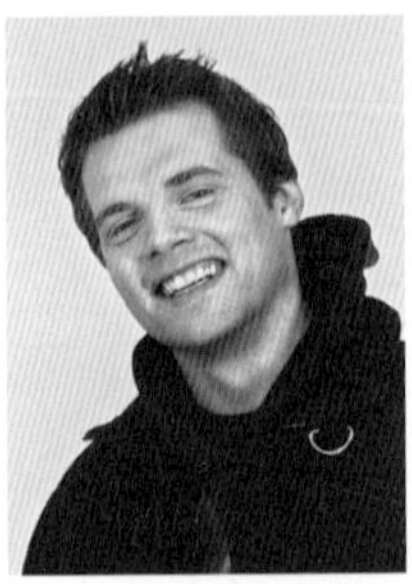

Marc Robitzky, geboren 1973, lebt mit seiner Frau und zwei Kindern in Aschaffenburg. Er zeichnet seit seinem zehnten Lebensjahr Comics und arbeitete schon während der Schulzeit als beauftragter Illustrator / Graffitikünstler.
Er studierte an der Hamburger Technischen Kunstschule sowie an der Frankfurter Akademie für Kommunikation und Design, an der er 1999 mit Diplom (Fachbereich Illustration) abschloss.
Seitdem ist Marc Robitzky als freiberuflicher Illustrator / Kommunikationsdesigner für verschiedene Verlage, Werbeagenturen und Firmen tätig. Für den Ökotopia Verlag illustrierte er zuletzt den Titel „Rangeln, Regeln, Rücksicht nehmen“ der Autorin Annegret Frank sowie die beiden Entspannungsbücher „Entspannt durch den Frühling“ und „Entspannt durch den Sommer“ der Autorin Mirjam Rögner-Schneider.